早期発見・早期治療にかかせない

がんのPET検査がわかる本

安田聖栄
東海大学医学部教授

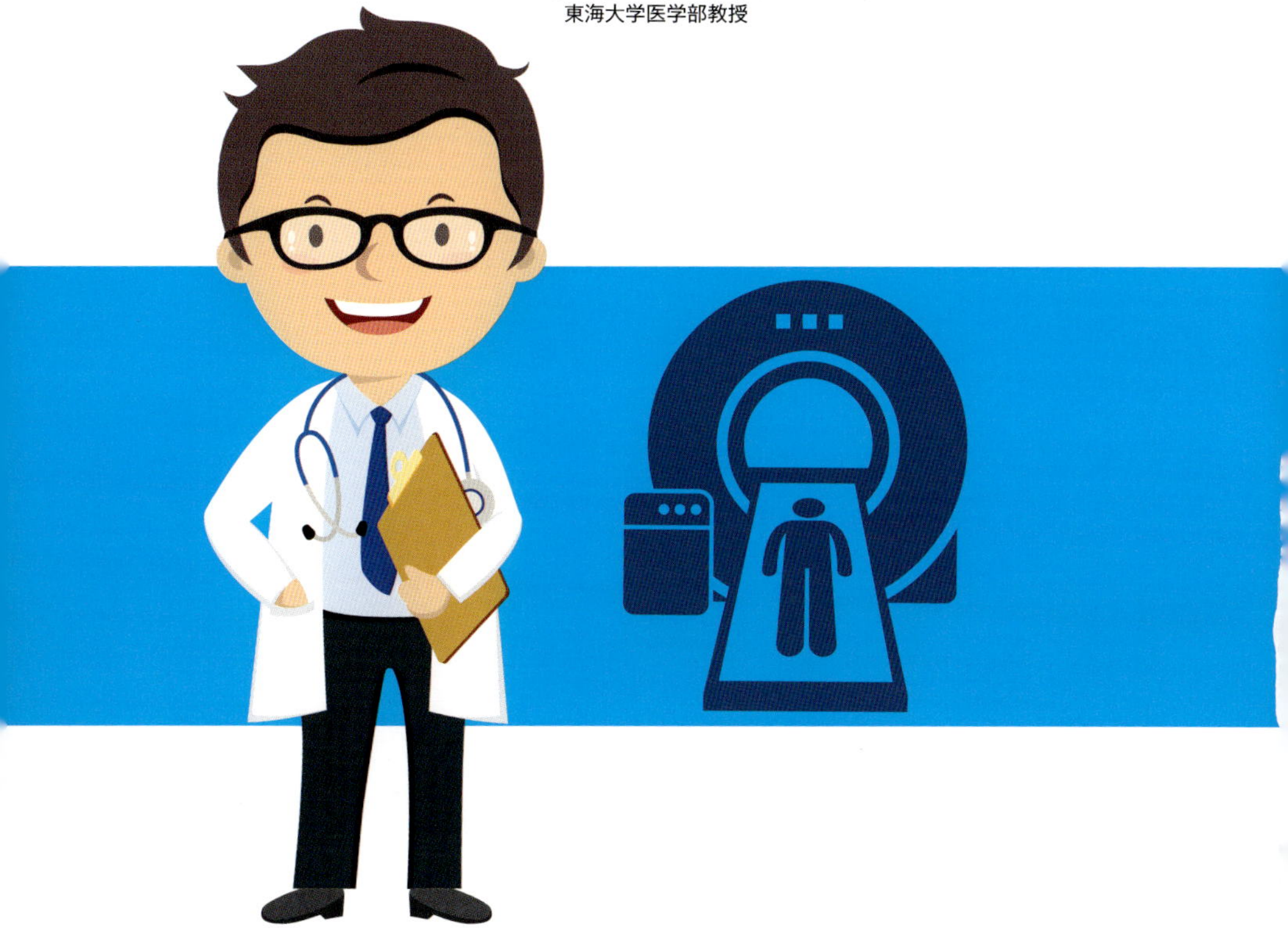

法研

PETとPET/CTの画像

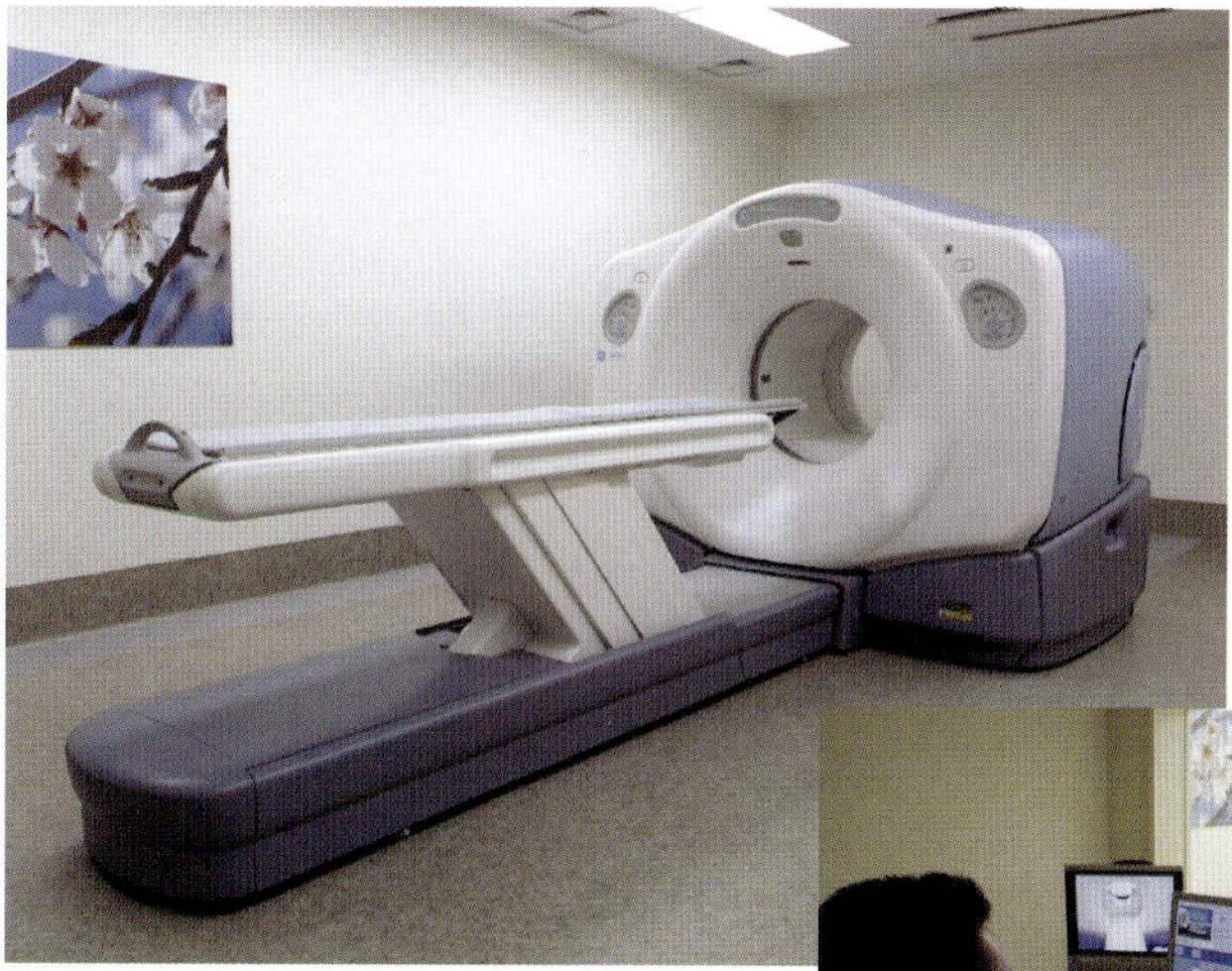

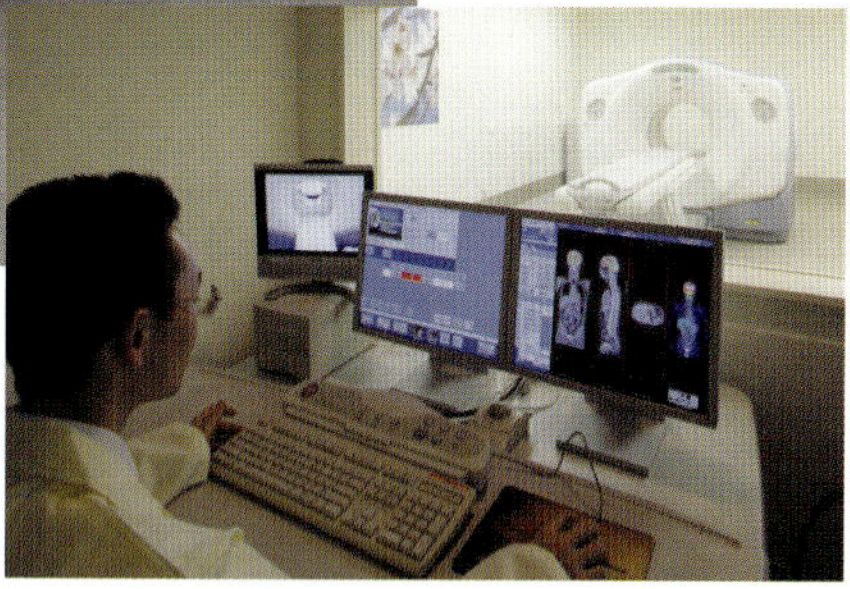

PET/CT装置

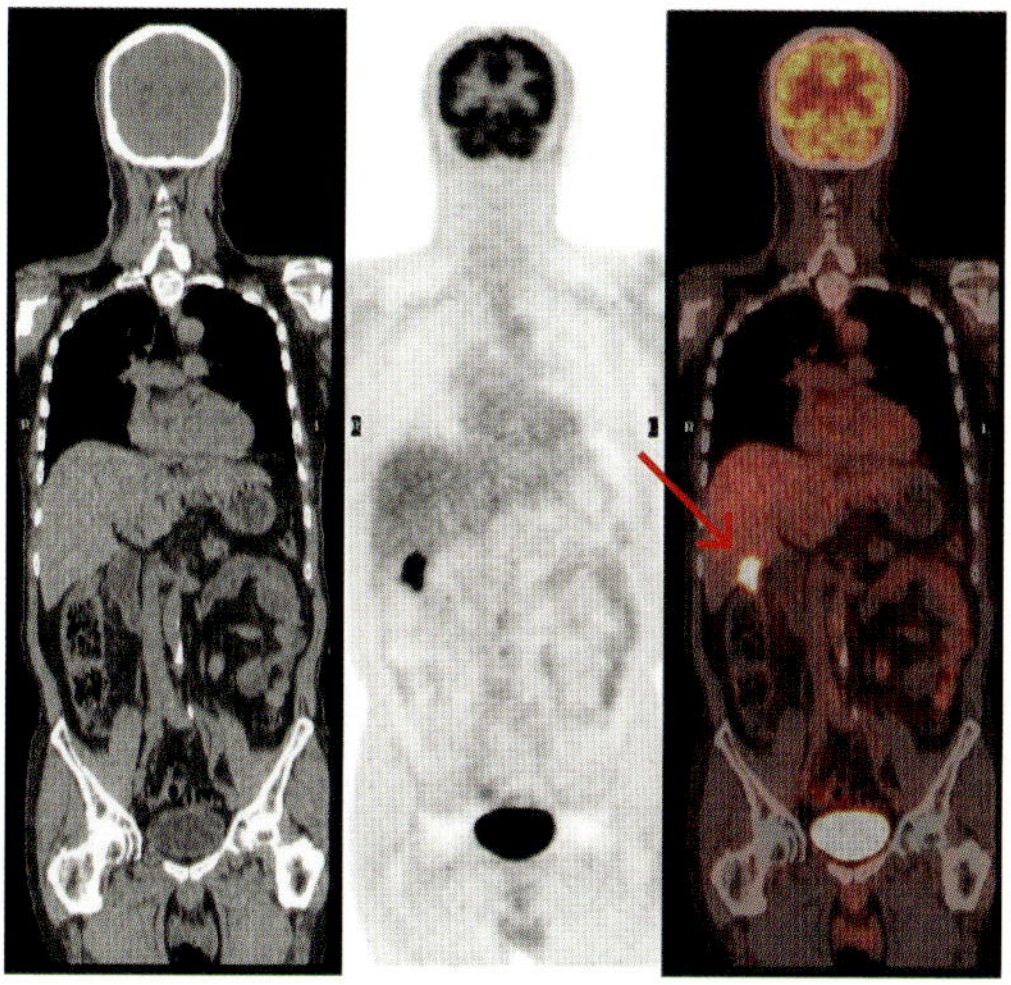

CT　　PET　　PET/CT

PET/CTで発見された
大腸がん（矢印部）

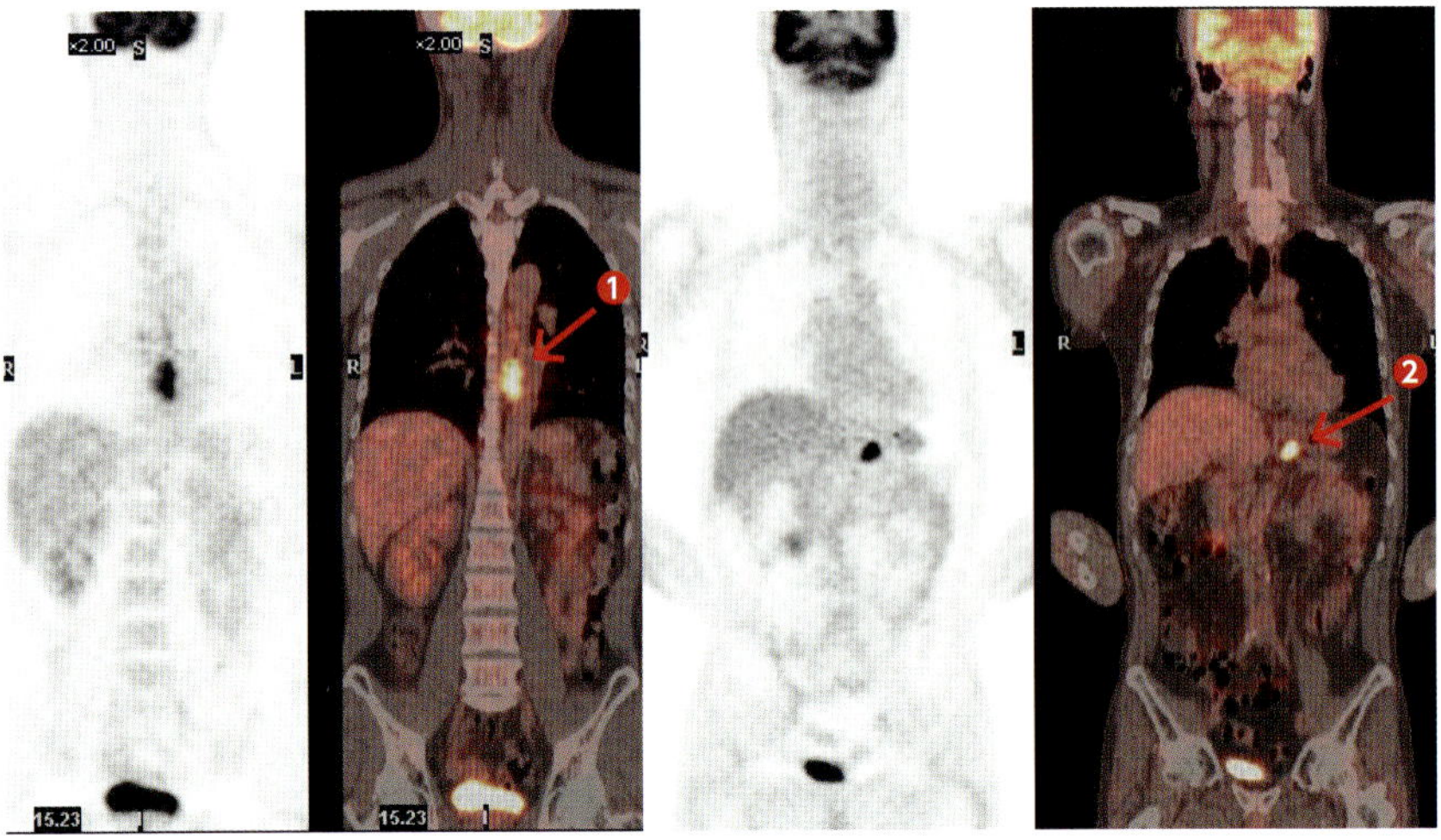

食道がん（❶）とそのリンパ節転移（❷）がPET/CT画像で明瞭に写し出されている

食道がん

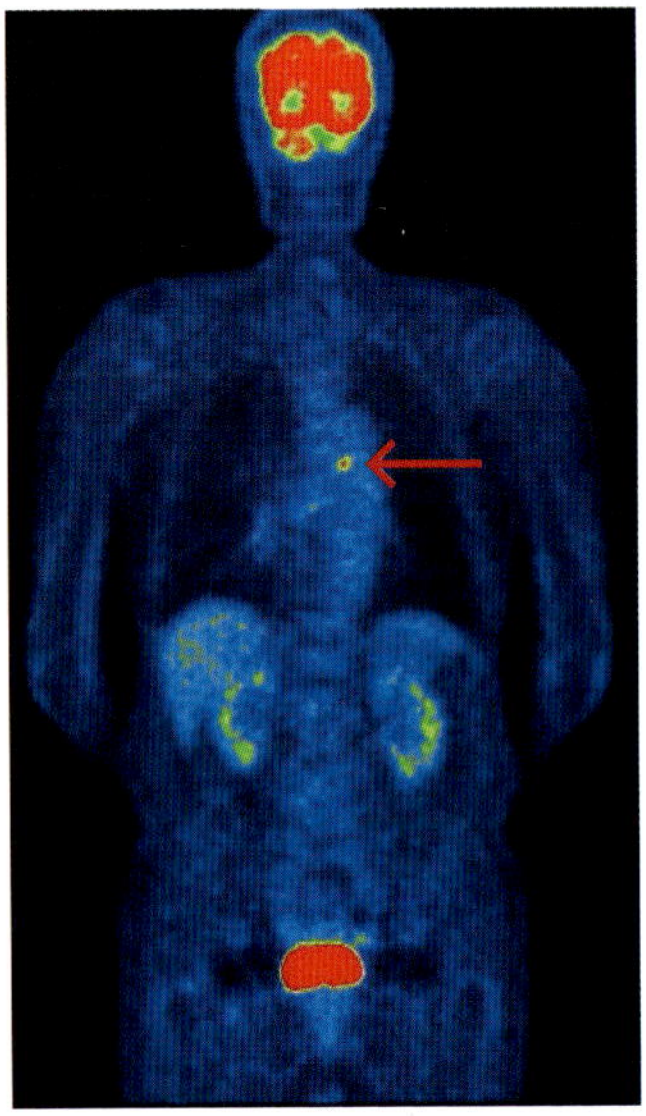

PET 冠状断層像

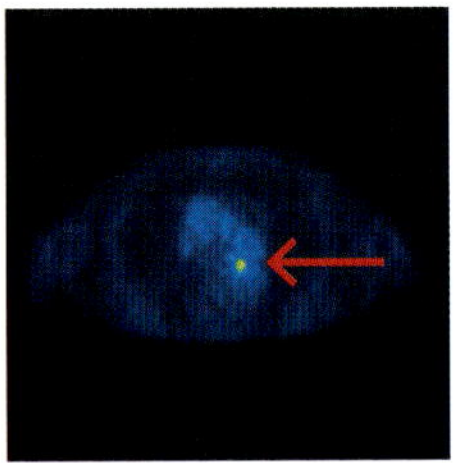

横断像

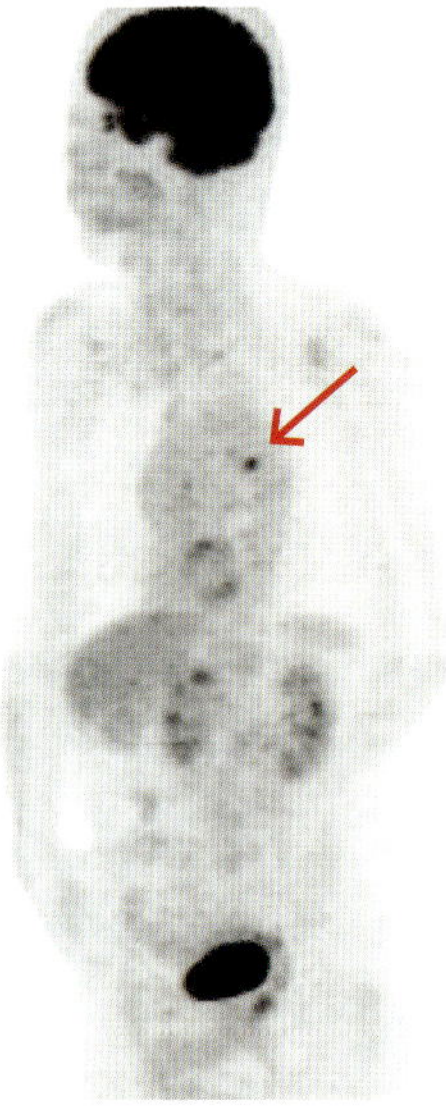

全身像

大腸ポリープ症例（良性）

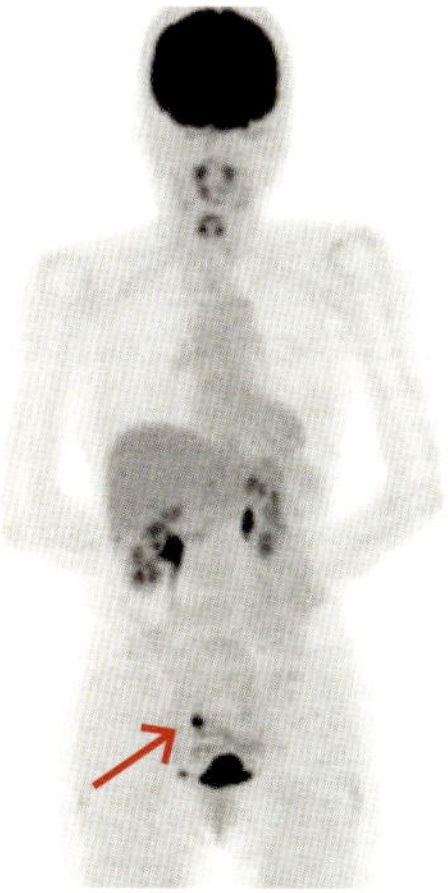

PET 全身像

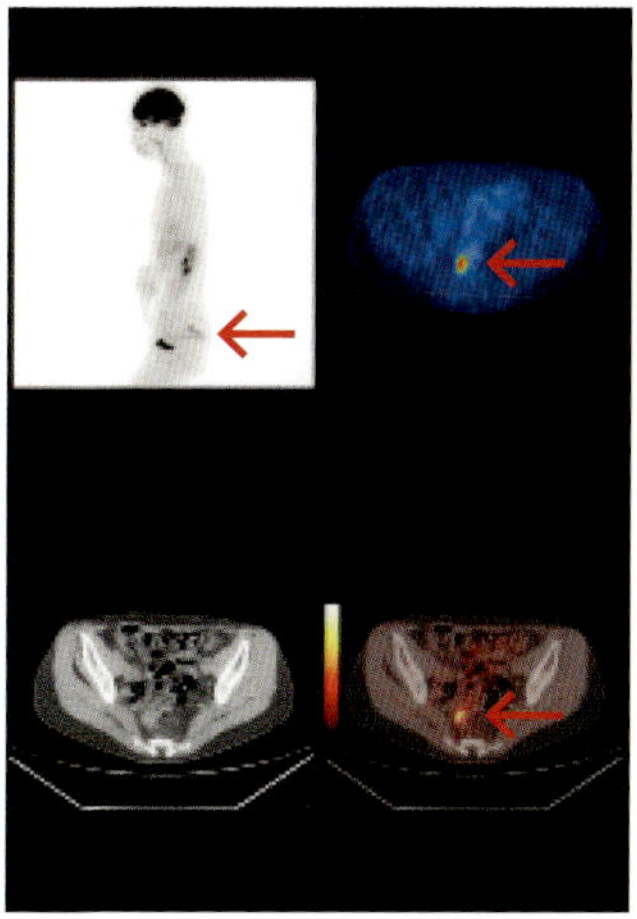

PET/CT

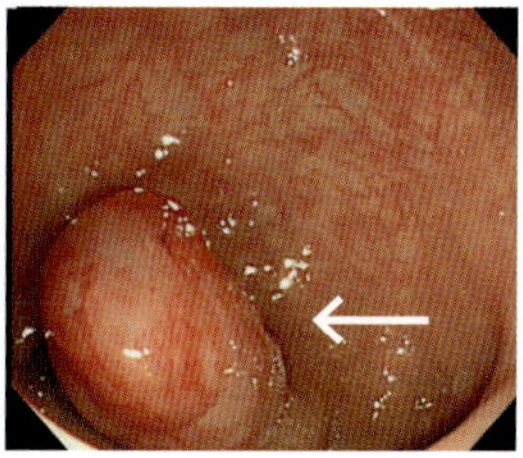

大腸内視鏡

甲状腺がん

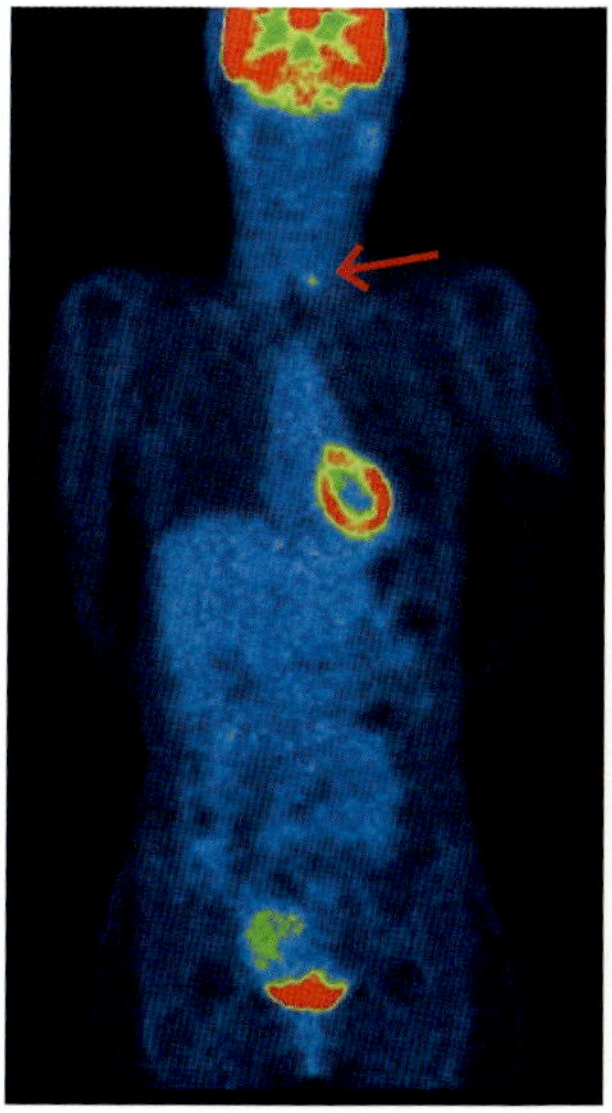

PET 全身像

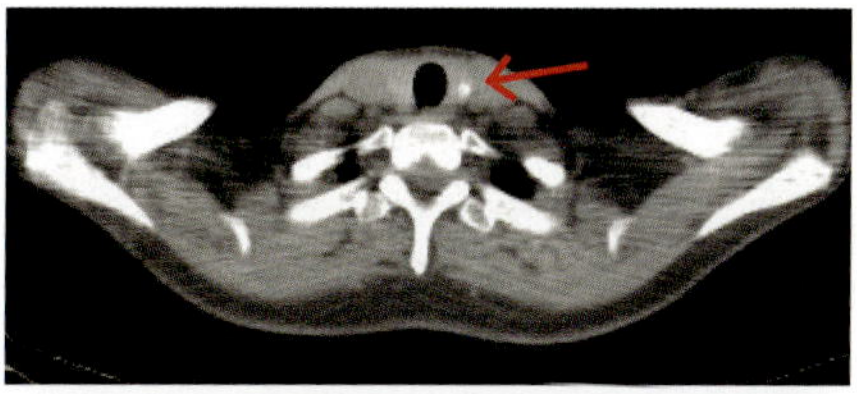

CT

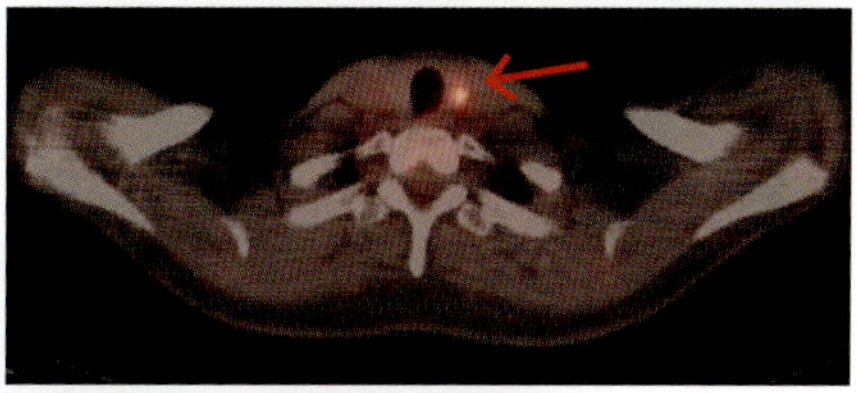

PET/CT

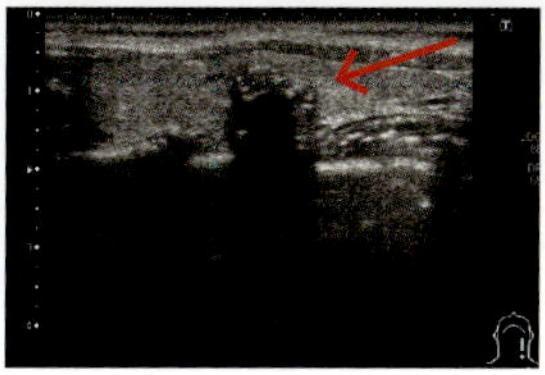

甲状腺の超音波像

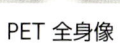

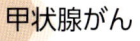

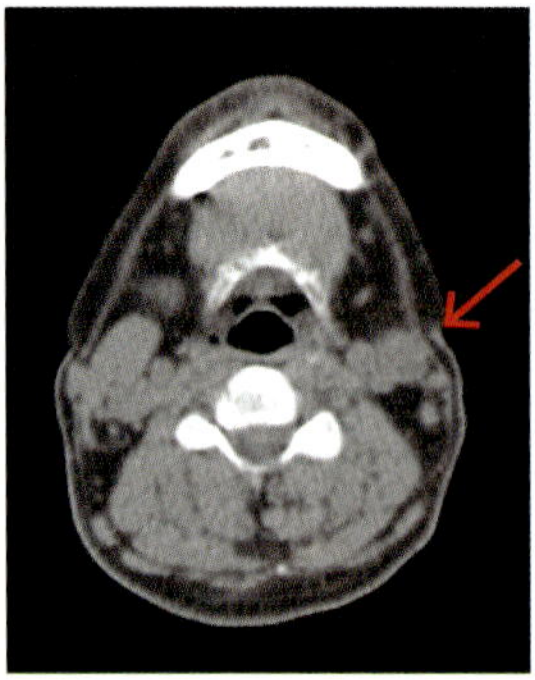

CT

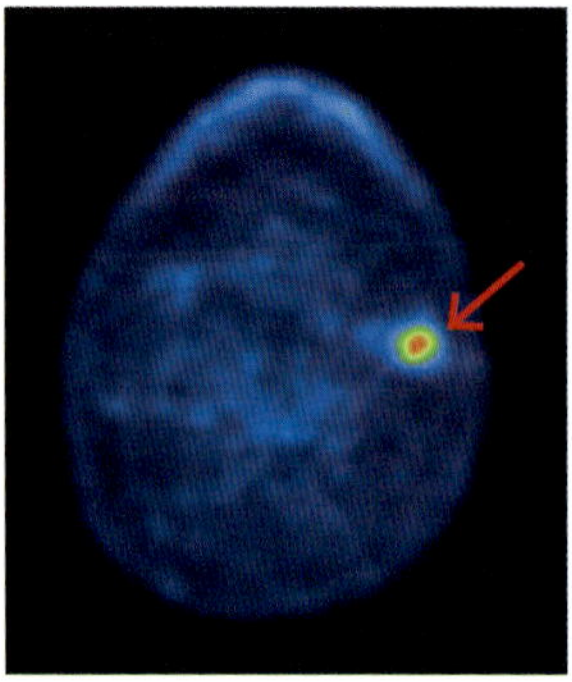

PET

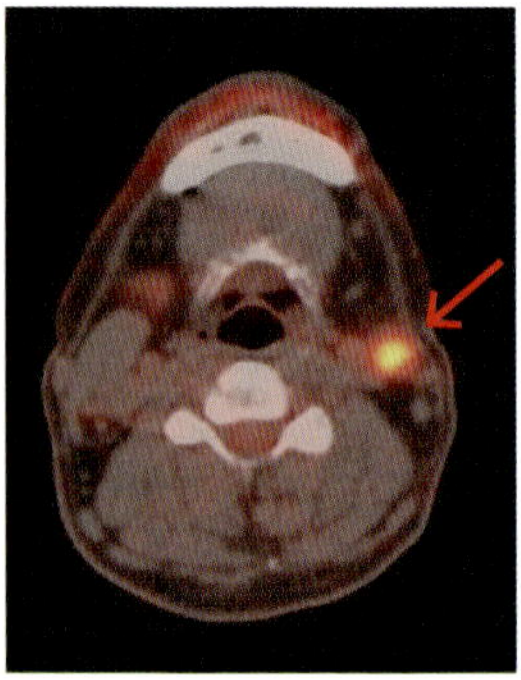

PET/CT

頸部リンパ節転移

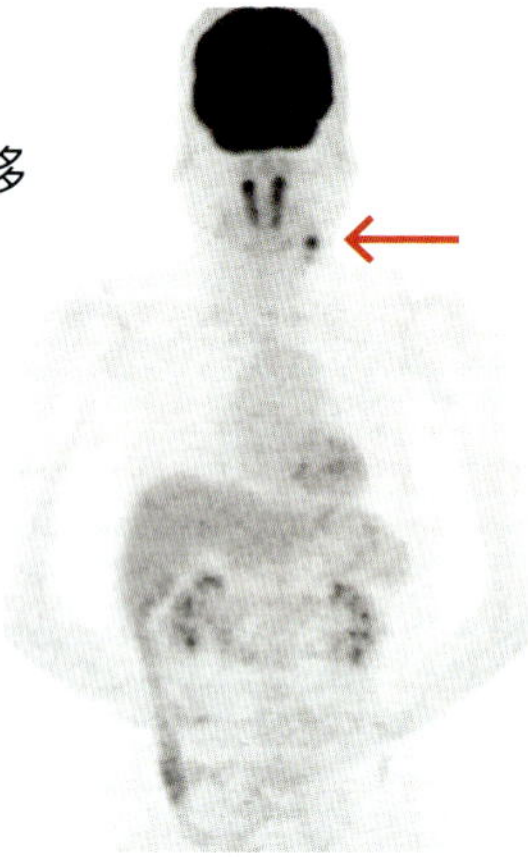

PET 全身像

肺がん

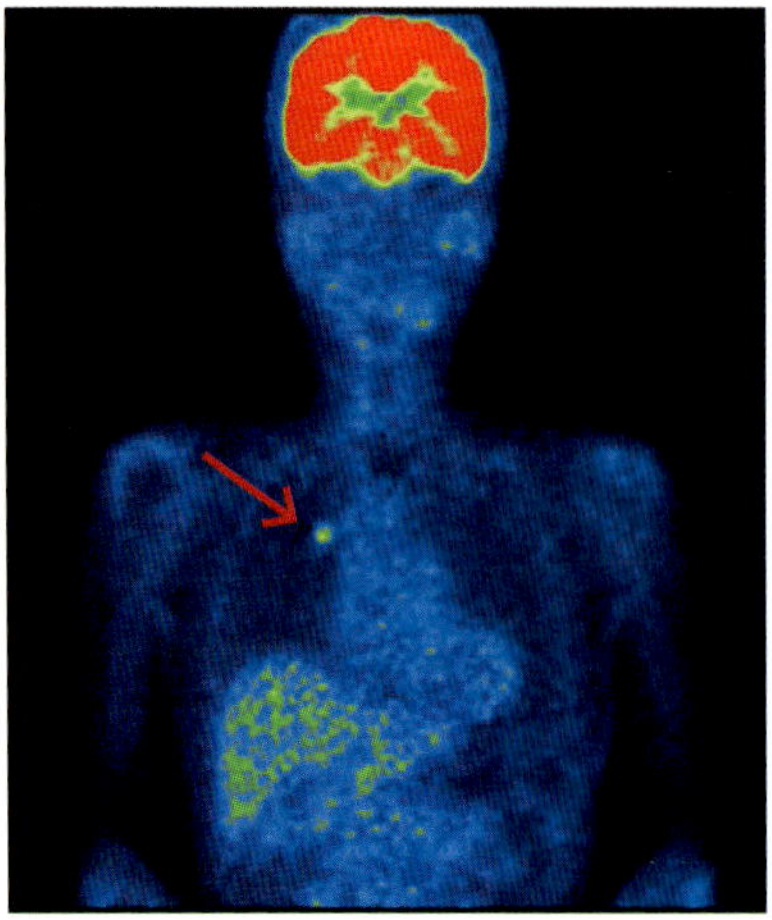

PET 正面像

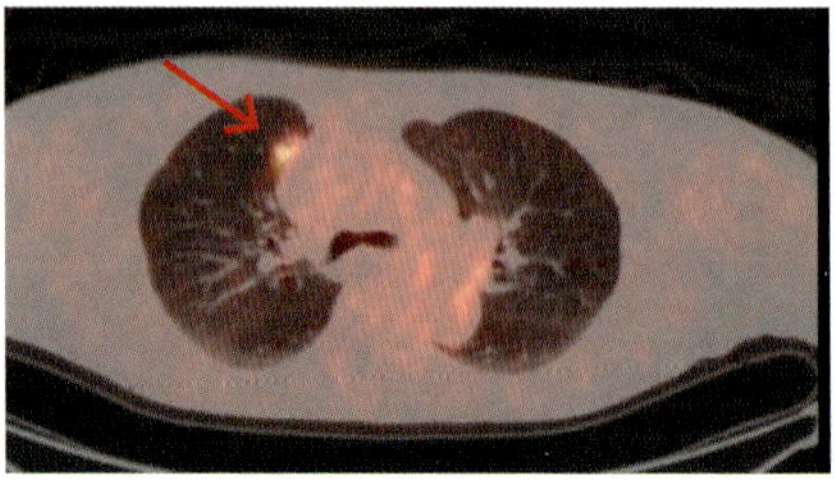

PET/CT 横断像

胸腺がん

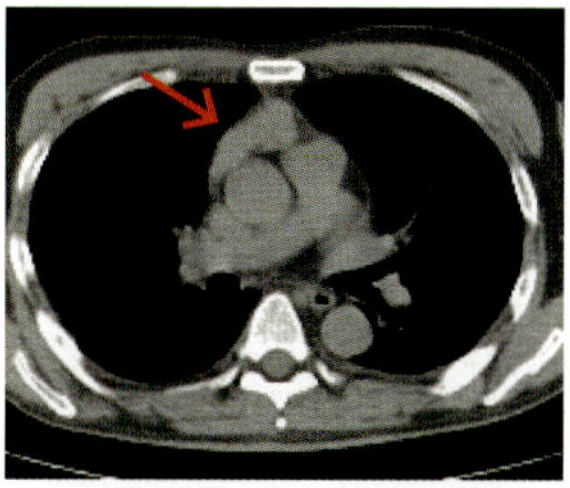

CT

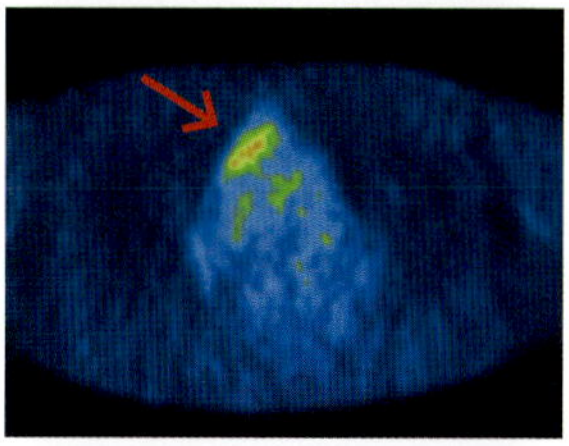

PET

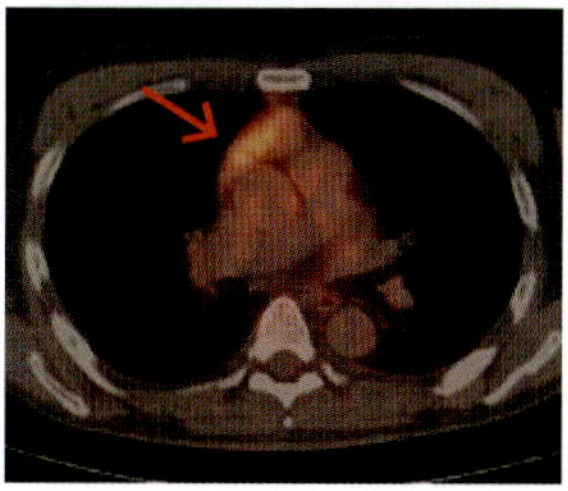

PET/CT

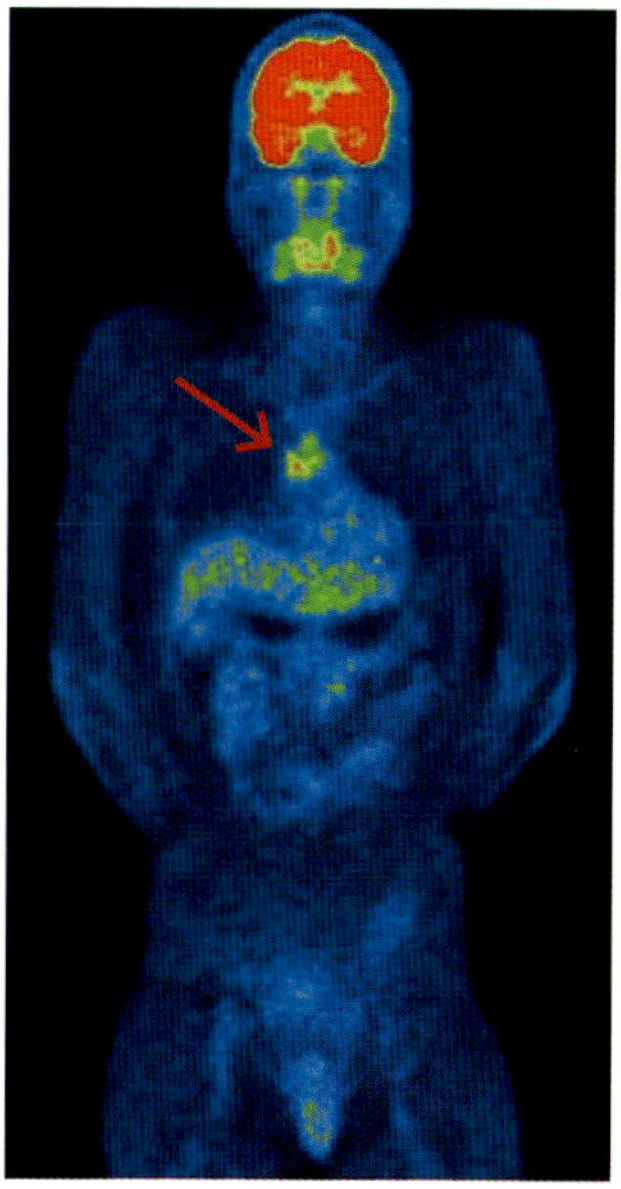

PET 全身像

左乳がん

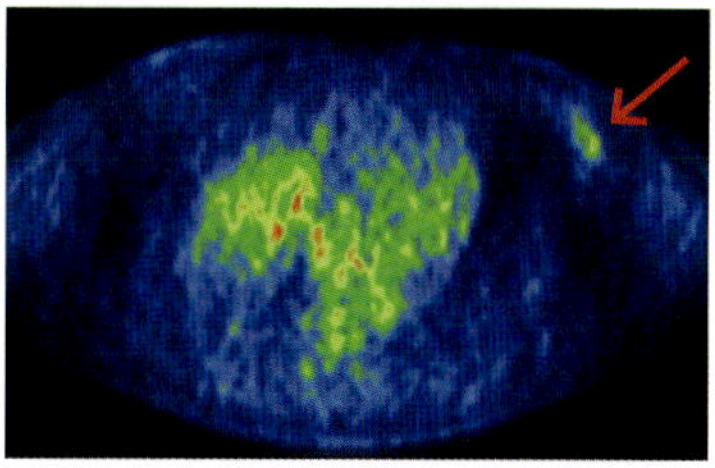

PET 横断像

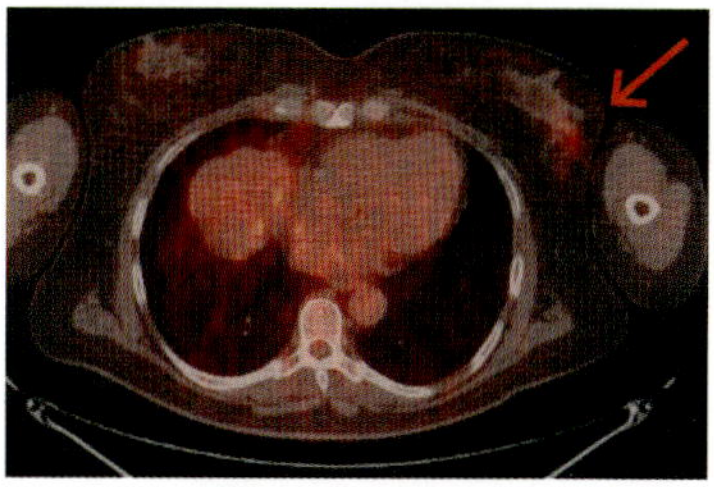

PET/CT 横断像

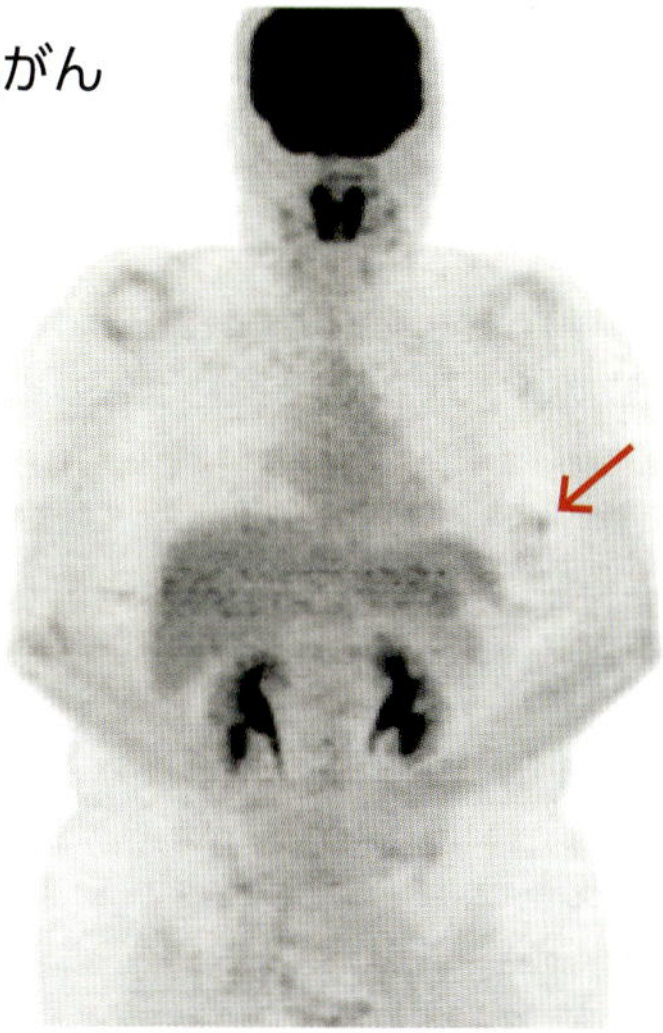

PET 全身像

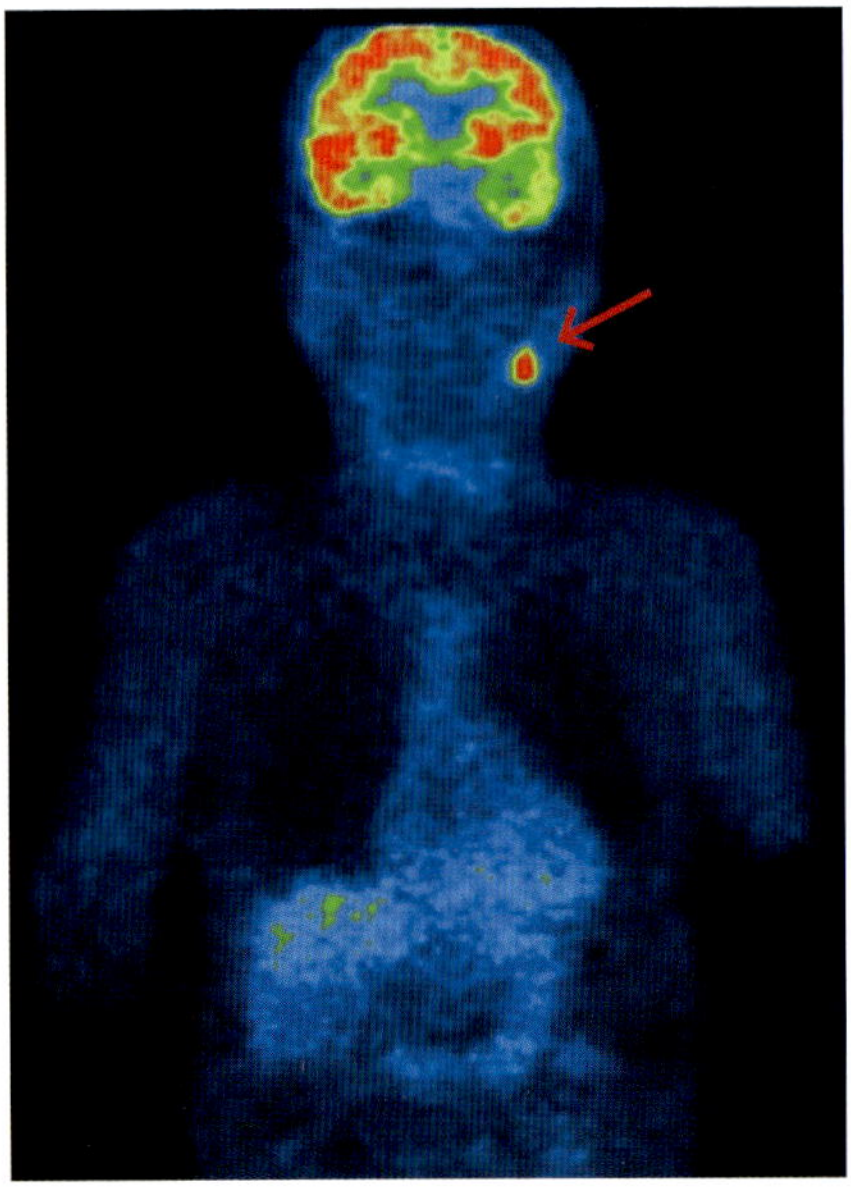

PET 正面像

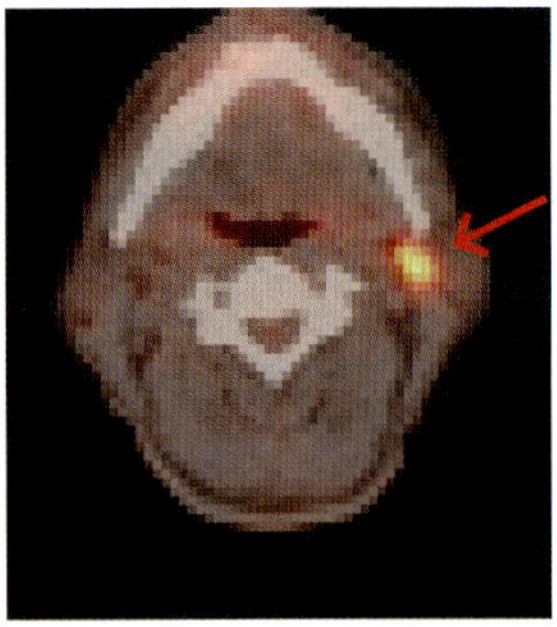

PET/CT 横断像

頸部リンパ節転移

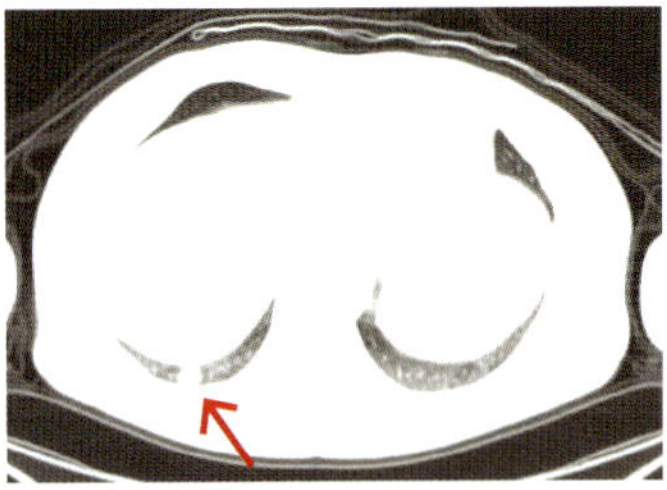

CT

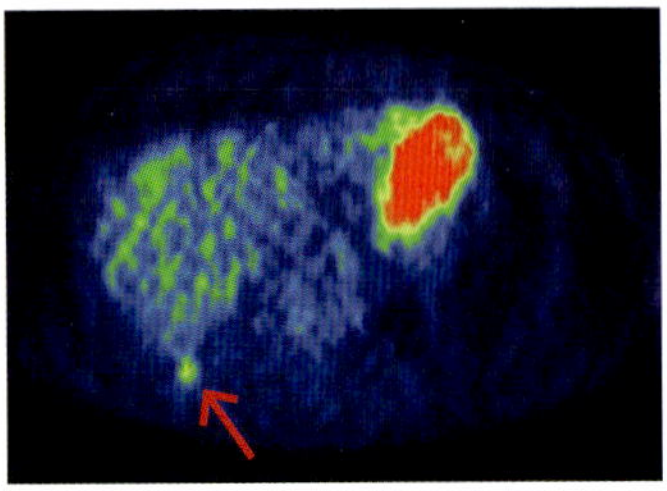

PET

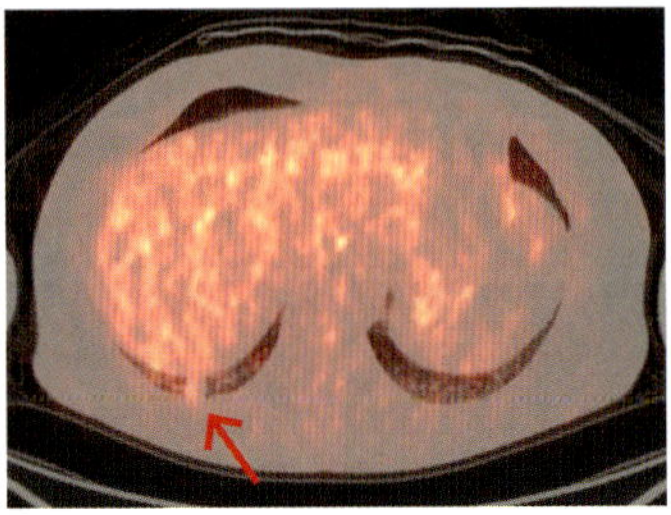

PET/CT

肺がん

はじめに

PETでいろいろなことを体験することができました。

1993年にPET先進国である米国のPET施設に滞在し、当時日本では見ることのなかったPETの画像を数多く見る機会を得て、胸がときめいたこと。日本でのPET黎《れい》明《めい》期に、いくつかの新しい知見を学会や論文で報告し、注目されたこと。国際学会に参加するたびに、PETの研究が年ごとに確実に進歩していることを実感できたこと。そして、PETを通じて多くの人びとと知り合えたことなどです。

10年以上も前からPETについての一般向けの本を書きたいと思っていました。しかし大学での診療、教育、教室・病院業務などで、自分がしたいことよりもしなければならないことが数多くあり、執筆に取り組む時間的余裕がありませんでした。

そうこうしている間に、PETをめぐる状況は随分進歩しました。多くの医師に利用されるようになったこと、そして一般の方にもその名前が広く知られるようになったことです。そして今年、定年退任をひかえた最後の1年ということで負荷の大きい役職を免除され、やっと自分のしたいことに時間をかけるゆとりが生じました。

本書をまとめるに当たっては、私自身がわかっていないことが次から次に出てきたために、改めて勉強することになりました。この領域の専門家としてできることのひとつは、日本語、英語で信頼できる論文を探すことでした。論拠となる信頼できる論文の多くは英文の有名医学雑誌です。これには、検索エンジンのPub-Med、UpToDate、Googleを活用しました。ホームページからの転用は避けましたが、唯一、国立がん研究センターのがん情報サービスのページは、擦り切れるくらい参照させていただきました。ひとつのテーマを決め、資料を調べ、自分なりの考えを整理していくという作業は、私にとってやり甲斐のある創造的な仕事となりました。

原理的にPETは、科学的な研究手法、医学的な診断手法として優れています。生理物質に微量の薬剤を標識し、生体内での分布を調べることができます。その生理物質には酸素、水（H_2O）、アンモニア、アミノ酸、アミロイド（線維状の異常蛋白質）、ブドウ糖などがあります。またこれら以外にも研究段階の生理物質は数多くあります。

脳のPET検査では、アルツハイマー病の診断で脳内のアミロイド沈着を調べます。また脳細胞はブドウ糖を消費しますが、てんかんの焦点（大脳内でてんかん発作の引き金になる局所）では脳細胞の代謝が低下するので、ブドウ糖を用いてその局在診断に使われます。心臓のPET検査では、アンモニアで心筋の血流を調べます。また、心筋細胞はブドウ糖を消費しますが、心筋梗塞巣では代謝がなくなるので、ブドウ糖でその範囲を調べます。

そして、がんのPET検査です。通常、がん細胞は正常細胞に比べ多くのブドウ糖を消費するので、がんの検出で利用されます。現在、PETはがんの検査として最も普及していますが、これはあくまでもPETの一面です。PETの原点は、生理物質の体内分布を調べることです。

私自身が長年取り組んできたテーマは、「PETの有効活用」です。これからもそうでしょう。そしてこれまでの過程で気づいたことは、がんのPET検査では、がん以外にも注意が必要な疾患が数多くわかるということです。PET検査ではほとんどの場合にPET/CT装置が用いられるようになったこともその理由です。これについては、「PET/CTで発見される良性疾患」として6章でまとめました。

PET検査は広く普及していますが、一般の方に全体像を説明した解説書はないように思います。本書は、一般の方にPET検査をできるだけありのままに理解していただくことを願って書いたものです。

本書の編集では『最新のがん検診がわかる本』（二〇〇六年、法研）に引き続き、小宮隆氏に数多くのアドバイスを戴き、本としての体裁が整いました。改めてお礼申し上げます。

二〇一五年一〇月

もくじ

第2章　PET検診と検査手順

第3章　がんの基礎知識

第4章 PETでがんを調べる

第5章　各種がんのＰＥＴ検査

第6章　PET/CTで発見される良性疾患

●編集協力／小宮 隆
●装丁／クリエイティブ・コンセプト
●本文DTP／(株)RUHIA

第1章

ＰＥＴの原理とＰＥＴ検査

ＰＥＴについての基礎知識

1　核医学検査とＰＥＴ

ＰＥＴはPositron Emission Tomographyの略で、直訳すると「陽電子放出断層撮影」です。ポジトロンＣＴとも呼ばれますが、普通は単にＰＥＴ（ペット）と呼びます。図１・１はＰＥＴの正面像です。一見通常のレントゲン写真に似ていますが、この像はスクリーン上でクルクル回していろいろな角度から見ることができるうえに、断面像も見ることができます。

通常のレントゲン写真は、外から発射した放射線（Ｘ線）が身体を通過する透過度の差を白黒の濃淡で表したものです。これに対してＰＥＴ画像は、放射線を発する薬剤（トレーサーともいいます）を微量注射し、体内から放出される放射線をとらえたものです。

トレーサーとしては放射性同位元素（ラジオアイソトープ：Radioisotope）が使われます。福島原発事故では環境中にヨードやセシウムをはじめとする約30種もの放射性同位元素（以下「アイソトープ」と記述します）が大量に拡散したために、「放射線」という言葉に対して大変悪いイメージが植えつけられましたが、微量のアイソトープを医学的に使用する検査は「核医学検査」として以前から日常的に行われています。大きな病院には

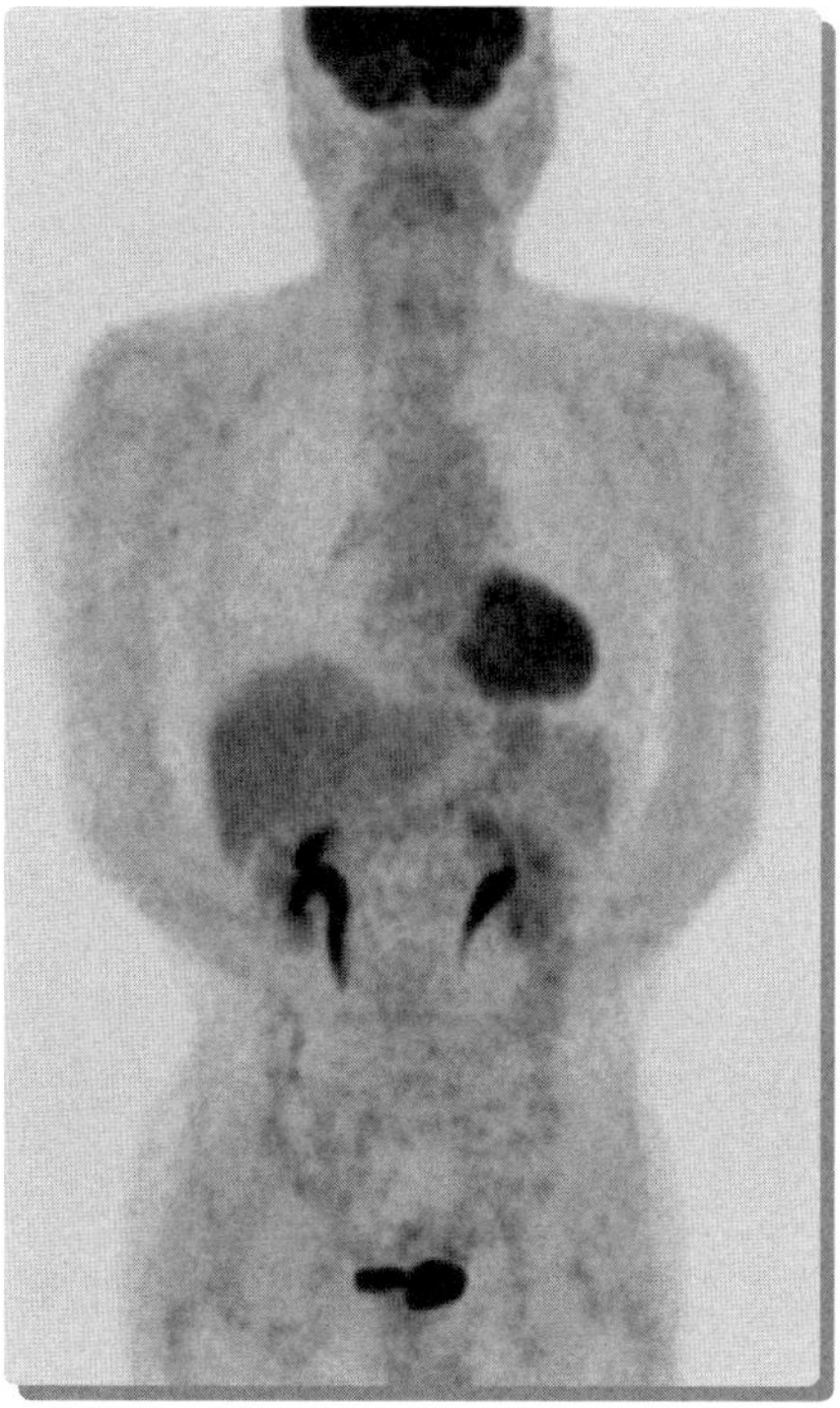
図1・1　PETの正常像の正面図

放射線科（または画像診断科）の一部門として核医学検査の設備があり、管理区域であることを示す黄色い標識が表示されています。

核医学検査では、アイソトープで標識した薬剤を投与し、体内分布をシンチカメラで撮影します。シンチカメラは、体内投与したアイソトープから出る放射線を検出し、その分布状態を画像として写し出す装置です。シンチカメラは甲状腺、心臓、骨などさまざまな臓器の検査で用いられ、それぞれ、甲状腺シンチ検査、心筋シンチ検査、骨シンチ検査などと呼ばれています。

核医学検査で使用頻度が最も高いアイソトープはテクネシウムです。シンチカメラはテクネシウムが自然崩壊する際に出すγ（ガンマ）線を検出します。現在はいろいろなアイソトープが人工的に作られて医療に用いられています。

核医学検査で使用する薬剤は微量で、必要量はなんと0.5 mL以下です。通常の画像診断で行われる

CT検査で使用される造影剤がおよそ100mLですから、いかに微量で済むかがわかるでしょう。このように微量だと注射薬としては扱いにくいので、実際には生理食塩水で全量が大体3mLになるように希釈し、静脈注射しています。微量でも感度が高いことが特徴です。

アイソトープの医学利用については、「日本アイソトープ協会」のホームページに詳しく説明されています（http://www.jrias.or.jp/）。

私自身は医学部卒業後、消化器外科に従事しながらアイソトープを用いた研究に深く関わってきました。研究テーマのひとつに「標識赤血球スキャンによる消化管出血の部位診断」がありました。出血シンチといいます。

腸出血による肛門からの出血が続いた場合、長い腸のどこに出血源があるのか診断できないことがあります。そのようなケースで出血部位を探す検査が出血シンチです。

腸出血がある患者さんから数mLを採血し、血液中の赤血球にアイソトープを標識します。「標識する」とは、特定の物質（赤血球）を識別するための目印（アイソトープ）をつけることです。次に、標識された赤血球を患者さんに静脈注射で戻します。ごく微量のアイソトープであっても、血管から腸内に漏出すると画像に写り、出血源を診断できるのです。微量の血液がゆっくり漏出する（6mL/時）のを検出できることが特長です。

当時37歳だった私は、日本腹部救急医学会の「診療研究のトピックス」として講演させてもらう機会を得ました。会場の大きさに比べて参加医師数はそれほど多くはありませんでしたが、私にとっては胸のときめく重大イベントでした。

出血シンチの研究は、自ら求めて始めたものではありませんでした。当時の消化器外科教授の指示で手掛けたものです。それでも学会での発表機会がかなりありました。消化管出血の患者さんのカルテと検査データを数多く調べたことで、そして何よりも患者さんの診療を数多く担当したことで、下部消化管出血の診療にずいぶん自信がつきました。このことを機会に核医学検査室によく出入りするようになり、消化器外科で役立ちそうな核医学検査に関する臨床研究をするようになりました。

そして42歳の頃、ＰＥＴ施設に出向することになりました。当時は今日のようなＰＥＴの発展を誰も予測できなかったと思います。当時、核医学の教授にＰＥＴの将来性について訊ねたところ、「5年は大丈夫だろう」といわれました。つまり「5年も経てば見向きもされなくなるだろう」とも解釈できる見立てでした。

ところが結果的には、この見立てを大きく超えて発展したのです。

2　PETで用いられる薬剤

ＰＥＴで用いられる薬剤はポジトロン核種と呼ばれ、別格です。何と比べて別格かというと、「通常の核医学検査で使用されるアイソトープと比較して」ということです。通常のアイソトープから発生する放射線は1本であり、そのエネルギーは１４０keV（キロエレクトロンボルト）です。これに対し、ポジトロン核種からは2本の放射線が１８０度方向に発生します。したがって、これを対向する検出器で同時計測することで、線源の空間的位置の同定が向上するのです。そのエネルギーは５１１keVと高く、体深部にあっても体表の検出器で検出できるのです。

また、ポジトロン核種のうち、炭素、窒素、酸素などは通常の生理物質に含まれている元素なので、生体に重要な生理物質に標識し、その体内分布を調べることができます。つまり、酸素、水、アミノ酸に標識できるし、ブドウ糖にも標識できるのです。

ＰＥＴによるがんの診断では、ブドウ糖類似物にフッ素（^{18}F）を標識したＦＤＧ（エフ・ディー・ジー）とそのまま読みます、次項を参照）と呼ばれる薬剤が使用されます。

ポジトロン核種は、半減期が短いこと（短寿命）も特徴です。半減期が短いということは、放射能の半減が早いこと、すなわち核種の寿命が短いということです。したがって検査後に放射能が速やかに低下し、検出されなくなります。ちなみに、核医学検査で使用頻度の高いテクネシウムの半減期は約6時間、ヨード（I－131）は8日、セシウム（Cs－137）にいたっては30年です。

いろいろな物質の生体内分布を高感度で画像表示できるPETは、原理的にみて科学的な研究手法、医学的な診断手法としてたいへん優れており、ある核医学の先生は、PETは核医学のチャンピヨンだと評していました。

これらポジトロン核種は、自然界に存在しない不安定な原子であり、サイクロトロン（粒子加速器）と呼ばれる装置で人工的に製造されます。病院設置用のサイクロトロンは小型化されたものでベビーサイクロトロンとも呼ばれます。一般の病院で導入するには設置・維持に費用がかかるので、設置されている医療施設は限られています。しかし、FDGは商品化されていて適時購入できるので、PET装置さえあれば、サイクロトロンの設備がなくても検査できます。

3 ポジトロン核種「FDG」

FDGは、ブドウ糖代謝を調べるPET製剤であり、ブドウ糖とは構造がわずかに異なるアナログ（類似物）です。そもそもは、脳のブドウ糖代謝の研究を進める過程で開発されたという経緯があります。FDGが開発される以前は、ブドウ糖に直接アイソトープ^{14}Cを標識した^{14}Cブドウ糖を用いていました。しかし、^{14}Cブドウ糖は脳内であっという間に代謝されてしまい、脳内にその形跡が残りません。それゆえ、脳細胞の需要に応じて局所に蓄積する物質が求められてきました。

そこで登場したのが、デオキシグルコース

(Deoxyglucose) です。ブドウ糖（英語ではグルコースといいます）分子の１ヵ所で、ＯＨ基をＨ基に置換しただけのわずかな構造変化で、細胞内に蓄積するのです。その蓄積の程度は、ブドウ糖摂取の程度を反映します。１９７７年にソコロフ (Sokoloff) らはこの性質に注目し、^{14}Cデオキシグルコースを使い、ラットの実験で脳内局所でのブドウ糖代謝の測定に初めて成功しました。

　しかし、問題はまだ残っていました。^{14}Cは半減期が５７３０年であり、これは実験が終了後も半永久的に放射能が残ることを意味します。また、^{14}Cは放射線のエネルギーが１５６keVと低いために、人体では体深部から体表の検出器まで到達せず、ヒトの検査に用いることはできません。小型動物を使っての実験用なのです。

　そこでポジトロン核種（フッ素、^{18}F）の登場です。^{18}Fの半減期は１１０分と短寿命です。また高エネルギーの放射線を発生するので組織通過性が高く、体外計測が可能です。^{18}Fはブドウ糖にとっては異種の元素ですが、デオキシグルコースの生物学的性質はほぼ保たれます。正式名称は、2-deoxy-2-[^{18}F]fluoro-D-glucose といいますが、^{18}F-fluorodeoxy glucose（フルオロ・デオキシ・グルコース）とも記述されます。また、^{18}F－ＦＤＧあるいは単純にＦＤＧとも記述されます。本書では、最も簡単なＦＤＧを用います。

　ＦＤＧは米国留学中の日本人研究者たちによって開発されたものです（本節の「８　ＰＥＴの歴史」を参照）。

4　ブドウ糖は生体のエネルギー源

　生物の発育に栄養は欠かせません。生体にとって基本的な栄養のひとつがブドウ糖です。葡萄《ぶどう》の果汁に多く含まれていることから、この名が付いたとされています。

　３大栄養素（炭水化物・脂肪・蛋白質）のひとつである炭水化物も、大部分が体内で吸収・代謝されてブドウ糖に変換され、エネルギー源となります。栄養剤として点滴注射でも頻繁に使用されています。

血中のブドウ糖濃度が血糖値であり、糖尿病患者では尿中に排泄されます。脳のほぼ唯一のエネルギー源はブドウ糖なので、低血糖になると脳の活動が低下し、意識がもうろうとしてきます。ブドウ糖は脳以外の細胞でもエネルギー源として重要な栄養素です。

ちなみに、同じ糖類の一種である砂糖の主成分は、化学的には二糖類のショ糖と呼ばれるもので、単糖類のブドウ糖と果糖が結合したものです。

ブドウ糖が脳、心筋、肝臓をはじめとするいろいろな臓器の細胞に取り込まれてエネルギー源としての役割をまっとうする際には、およそ20種類にも及ぶ酵素の作用を段階的に受けて、水、二酸化炭素、エネルギーにまで分解されます。このエネルギーというのがＡＴＰ（アデノシン３リン酸）分子であることがわかっています。ＡＴＰが生じることにより、細胞は活動を続けることができるのです。

5 がんはブドウ糖を多量に消費する

がん細胞が必要とする栄養素の代表が、このブドウ糖です。がん細胞は、正常細胞の何倍ものブドウ糖を消費します。がん細胞で糖代謝が活発であることを発見したのは、ドイツ人生化学者で１９３１年にノーベル生理医学賞を受賞したワールブルグ（Warburg：１８８３年〜１９７０年）です。

ワールブルグは、実験動物のがん細胞を使って代謝の研究を進め、がん細胞でブドウ糖消費が亢進していることを発見しました。そして、「糖代謝の亢進ががんの本質だ！」と考えるに至ったとされます。１９５６年に米国の権威ある学術雑誌『サイエンス（Science）』に掲載された「On the Origin of Cancer Cells（がん細胞の起源について)」は、現在でも引用されることの多い論文です。そして、がん細胞で糖代謝が亢進されることは、その後の研究者らの追試によっても確認されました。

しかしながら、がん細胞による糖代謝の亢進は現象であって、際限なく増殖するがん細胞の本質にどのように関わっているのか十分には解明されていません。がんは急速に増殖するので多くの栄養を消費する、と単純に理解できそうですが、生体細胞の糖代謝には、細胞膜にある13種類のブドウ糖輸送蛋白や、細胞内のいくつもの糖代謝酵素などが作用しています。それ以外にも、がん細胞の周囲に浸潤する炎症細胞も糖代謝が活発で、がんと糖代謝の関係を解明することは一筋縄ではいきません。

しかし、がん細胞と糖代謝の関係を調べる研究から、糖代謝をがん治療の標的にする研究や、糖代謝に関わる物質を悪性度の生物学的な指標(Biomarker)にするという研究が派生しています。

現時点で言えるのは、ワールブルグが発見した「がん細胞ではブドウ糖代謝が亢進している」という現象が、ＰＥＴによるがん診断で最も生かされている、ということです。

6 画像検査とは

病院での検査は大きく3つに分けると理解しやすいでしょう。

①血液、尿などの検体を扱う検体検査
②心電図、肺活量、脳波などを調べる生理検査
③レントゲン、ＣＴ、ＭＲなど画像を撮影して調べる画像検査

ＰＥＴは、③の画像検査に属します。

画像検査のゴールドスタンダードといえばＣＴ(Computer Tomography)でしょう。ＣＴ検査には、造影剤を使わない単純ＣＴ検査と、使用する造影ＣＴ検査があります。造影剤を使うと血流の豊富な組織が強調され、病変の検出率はぐんと高

まります。病院での精密検査では、通常、この両方が撮影されます。

　ＣＴの進歩には目を見張るものがあります。最近のものはＭＤＣＴ（Multi-Detector CT：多重検出器ＣＴ）です。初期のＣＴは検出器が1列でしたが、その後2列、4列、8列、16列と多重化が進み、最近では最大３２０列へと進化を遂げています。

　X線を受ける検出器が多重化すると、同一の線量でも画質が向上するので、被曝線量の低減にも役立ちます。また撮影時間も短縮されます。たとえば胸部の場合、10数秒の1回の息止めで検査が終了します。その結果、何回も息止めすることで生じる画像のズレがなくなり、撮影後に3次元の立体画像を構成できるようになりました。ただし、性能が高いぶんだけ高価です。

　ＭＤＣＴは、従来のカテーテルを使用する血管造影の代用がかなりできるようになりました。たとえば、心筋に栄養を提供する冠動脈に、狭心症や心筋梗塞の原因になる狭窄がないかも調べることができます。また、お尻からバリウムを注入せずに空気だけを注入することで、バリウム注腸造影に劣らないＣＴ画像を得られます。

　ＣＴでは被曝の問題があります。おおよその被曝量は、胸部レントゲン検査で０・０５mSv（ミリシーベルト）、胃のバリウム検査で８mSv、ＣＴ検査で7～20mSvです。ただし、検診で使われるＣＴは低線量・低被曝になるように配慮されており、低線量ヘリカルＣＴで1.2mSvです。参考までに、私たちが1年間に受けている自然放射線の線量は2.4mSvです。

　ＭＲＩ（Magnetic Resonance Imaging：磁気共鳴画像法）装置も、画像検査として広く用いられています。人体に磁場をかけると、体内の水素原子核が共鳴し、微弱な電波が発生します。ＭＲＩは、そのごく弱い電波を画像化したものです。

　磁場の強さはテスラという単位で表され、0.5テスラから3テスラまであります。磁場が強いほど高画質を得られます。ちなみに、地球上で私たちが受けている磁場の強さは、0・00005テスラです。

MRI室の中は、常時この強力な磁場がかかっています。少し離れた所にある金属製の車イスを吸着してしまうほどです。そのため入室前には必ず金属物（正確には磁性体）を携帯していないかをチェックされます。このために金属探知機を使用している病院もあります。

脳のMRI画像をみると、脳のしわ、眼球、小脳などがよくわかります。画像の緻密さと解剖学的構造の明瞭さは、装置のもつ空間分解能によります。

空間分解能とは、空間または物質内で識別可能な2点間の距離をいい、空間分解能が高いほど、解剖学的に精緻な画像が得られます。PETでは4㎜が限界とされていますが、CTとMRIの空間分解能は0.5〜1㎜と優れています。

MRI検査は、CT検査に比べて撮影に少し時間がかかります。また撮影範囲が限られているので、CT検査と違い、1回撮影すれば胸から骨盤までの広い範囲の写真が撮影される訳ではありません。しかし、放射線被曝はありません。

7 形態画像と機能画像

レントゲン、CT、MRI検査などは形状を調べるもので、その画像は形態画像と呼ばれます。一方、PETはブドウ糖代謝が画像化されたもので、代謝画像（または機能画像）と呼ばれます。

次ページの図1・2のPET画像では、食べ物を咀嚼《そしゃく》する咀嚼筋に高集積がみられます（左上はCT画像、左下はPET/CT画像）。

ガムを噛むなどの筋肉活動はブドウ糖を消費します。これは骨格筋運動にともなうブドウ糖の生理的集積であって、病的集積ではありません。CT画像の同じ部位に形態変化はまったく見られません。形態画像と機能画像の違いがよくわかる画

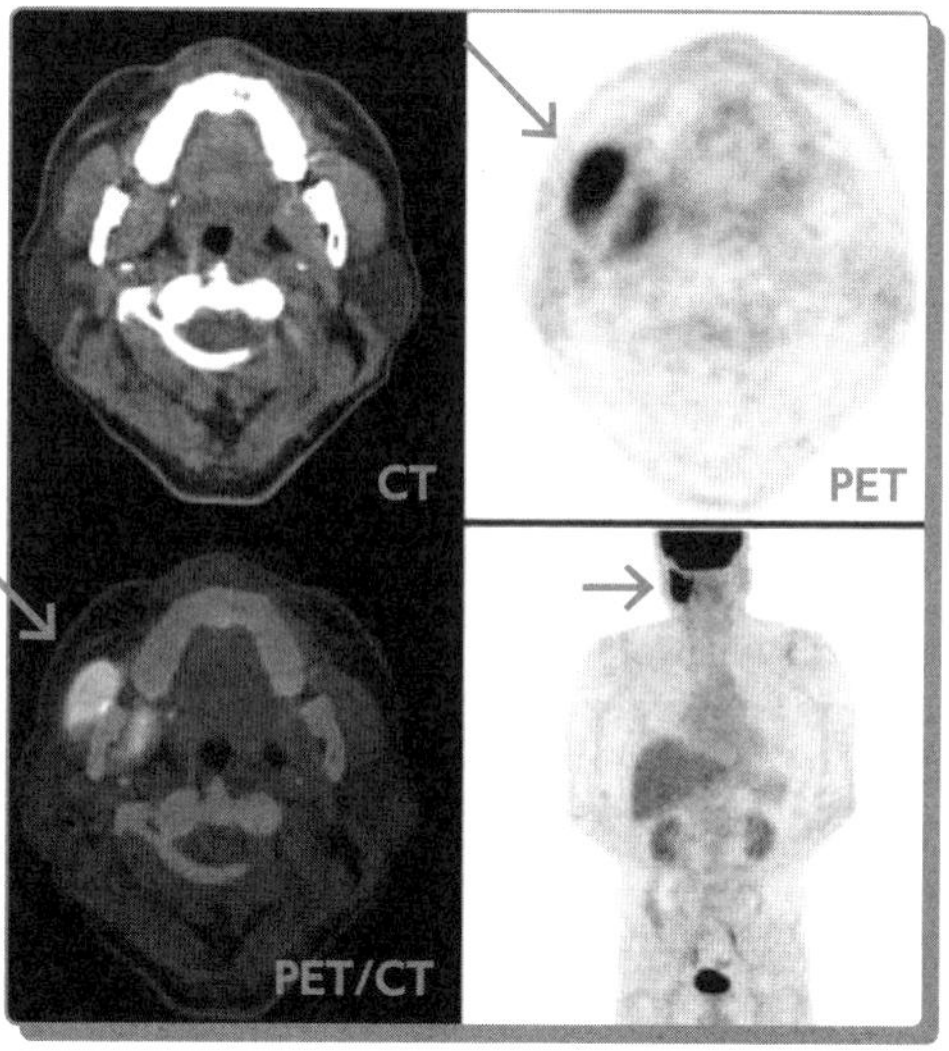

図1・2　右側のPET画像では右頬の咀嚼筋に高集積が見られる

像です。

たとえば形態画像のＣＴで肺に陰影がみられた場合、その形状から良性か悪性か、あるいは活動性炎症か非活動性かなどを診断していきます。ＣＴ画像で一目瞭然の場合もありますが、区別が難しいケースも少なくはありません。そのような場合、ＰＥＴ検査を実施することがあります。

ＰＥＴでは、その陰影のブドウ糖代謝を調べるのです。通常、がんや活動性炎症ではブドウ糖代謝が活発です。ＣＴでの肺陰影が良性か悪性かの鑑別診断において、ＰＥＴ所見は大変重要な情報になります。

8 PETの歴史

ＰＥＴの歴史にはいくつかの画期的な出来事があります。１９２８年に英国のポール・ディラック（Paul Dirac）らにより、電子の反対物質が存在することが理論的に推測されました。これによりディラックは、１９３３年にノーベル物理学賞を受賞しました。

そして１９３２年に米国のカール・アンダーソン（Carl Anderson）らによって電子の反対物質が観測されてポジトロン（positron）と命名され、『サイエンス』誌に発表されました。これによりアンダーソンは１９３６年にノーベル物理学賞を受賞しています。

ポジトロン（β^+：陽電子）は電子の反対粒子です。質量は電子と同じで荷電は正（プラス）です。現在、ポジトロンの物理学的特性は科学研究や産業分野で利用されていますが、ＰＥＴ検査として医学利用されることで、その名前が広く知られるようになりました。

１９５１年、ポジトロンを脳腫瘍《しゅよう》の診断に使用した研究が『サイエンス』誌と『ニュー・イングランド・ジャーナル・オブ・メディシン（New England Journal of Medicine）』誌に掲載されました。両誌とも最高峰の学術誌です。

そして１９７０年代にはポジトロンカメラが開発され、１９７２年のハウンズフィールド（Hounsfield）らによるX線のコンピュータ断層撮影（ＣＴ）法が報告されたことを契機に、このＣＴで用いられた手法がポジトロンカメラに適用されるようになりました。

こうして１９７３年にチェスター（Chester）らによってポジトロン断層撮影が開発され、１９７９年に製品として製造されました。

なお、１９７８年には井戸達雄らによってＦＤＧが開発され、１９８２年にＦＤＧを用いたＰＥＴ検査で最初のがん症例（脳腫瘍と、大腸がんの肝転移）が報告されました。

しかし初期のＰＥＴ装置は撮影範囲が狭く、頭部（脳）と体幹部（主に心臓）の一定範囲の検査で使用されるのみの高級研究用装置でした。その後１９９０年に画期的な全身スキャンの技術が開発されました。これによって一気に広い範囲の検査が可能となり、がんの領域での利用に拍車がかかりました。

私は１９９３年に、ＰＥＴの勉強で米国テネシー州のノックスビルとイリノイ州のペオリアの病院に３ヵ月間滞在しました。当時の日本では全身撮影のできる装置があるのは数施設のみで、現在のようなＰＥＴ画像を目にしたことはありませんでした。

米国で初めて画像を見たときは、「こんなことまでわかるのか！」と感激し、過去の症例をたくさん引っぱり出して見たことを覚えています。

その後、日本でのPET施設数は2000年の時点でおよそ30施設まで増え、2014年の時点では357施設にまで急増しました（日本核医学会PET核医学分科会のホームページ：http://www.jcpet.jp/1-3 より）、この十数年間で約10倍になったのです。

2000年、欧米でPETとCTを同時に撮影できるPET／CT装置が登場しました。日本でも2002年にPET／CTの第1号機が導入され（放射線医学総合研究所）、その後はPET専用装置に代わり、PET／CT装置が広く導入されるようになりました。

さらには、PET／CT装置の成功に刺激され、PET／MRI装置の研究も進み、2013年には日本における第1号機が導入されました（福島県立医科大学付属病院）。

また、2000年には乳房専用のPET装置（PEM: Positron Emission Mammography）も登場し、2010年に日本における第1号機が導入されました（ゆうあいクリニック）。

FDGの生理的集積

PETでは、健常者でもいろいろなところが濃く写ります。健常部位でのFDGの集積は、病的集積と区別して生理的集積と呼びます。PET画像で濃く写る部分は、ブドウ糖の消費または集積が多いことを表します。

この節では、生理的集積にはどのようなものがあるかをみていきます。

1　正常画像の特徴

正常画像（21ページの図1・1参照）で目につくのは、まず脳、心臓、尿路です。注射されたFDGは脳と心筋に高集積します。また尿中にも排泄されます。これらは生理的集積です。脳細胞の活動はブドウ糖をほぼ唯一の栄養源としているので、FDGが例外なく高集積します。

一方、心筋（具体的には左心室壁）の主な栄養源はブドウ糖と遊離脂肪酸であり、PET検査時のブドウ糖利用率で集積度は変化します。21ページの図1・1の全身像はMIP（Multiple Intensified Projection の略で「ミップ」と読みます）画像と呼ばれ、撮影範囲と集積部位を俯瞰《ふかん》できるので、PET検査で最初にチェックする画像です。PET画像はモニター画面上でクルクル回転させながら見ることができます。このように画像をクルクル回転させられるところはいかにもP

ETらしく、また人目を引く点でもあり、私も学会発表や講演でよく利用しています。

ところで、ヒト細胞はなぜブドウ糖を必要とするのかという疑問が生じます。ブドウ糖が体細胞の普遍的な栄養源であるのはなぜでしょうか。その理由は、原始生物体が太陽光から光合成でエネルギーを産生していたことと関係するようです。

植物は太陽光を浴び、二酸化炭素（葉の気孔から吸収）と水（根から吸収）から光合成で酸素とブドウ糖を生成します。このブドウ糖が植物の栄養源になります。これと同様に、原始生物体も光合成でブドウ糖を産生していました。

ブドウ糖は、生物進化の初期から体細胞の栄養源として関わってきたことになります。ヒトの生命維持にブドウ糖は欠かせません。飢餓状態でブドウ糖の供給が絶たれると、筋肉が分解して体内でブドウ糖が新生される仕組みにもなっているのです。

2 眼筋へのFDGの高集積

自分の意思で動かすことのできる筋肉を随意筋《ずいいきん》といいます。随意筋には、大なり小なりFDGの集積がみられます。筋肉活動はブドウ糖を消費するからです。そして、ブドウ糖の消費は、ブドウ糖代謝が活発なことであり、FDGが高集積します。

眼筋への高集積はよく目立ちます（図1・3参照）。眼球運動もブドウ糖を消費するからです。眼窩《がんか》内で眼球運動を司る眼筋は外眼筋と総称され、上・下・外・内直筋と上・下斜筋の6部分からなっています。もしPET検査前に閉眼で眼筋を安静に保つと、集積は低下すると予想されるのですが、これを調べた論文報告は今のところありません。

随意筋は眼筋以外に、全身の骨格筋をはじめ、舌筋、喉頭筋、肛門・尿道の括約筋などたくさんありますが、PETで一番目立つのがこの外眼筋です。一番活動している随意筋なのかもしれません。パソコンや携帯電話の画面を凝視する場合には眼球運動自体は少ないのですが、凝視を長時間続けると外眼筋の一部には緊張が生じると思われます。凝視による外眼筋負荷でブドウ糖が多く消費され、その結果FDGが高集積するのかどうかは興味ある問題ですが、これはまだわかっていません。

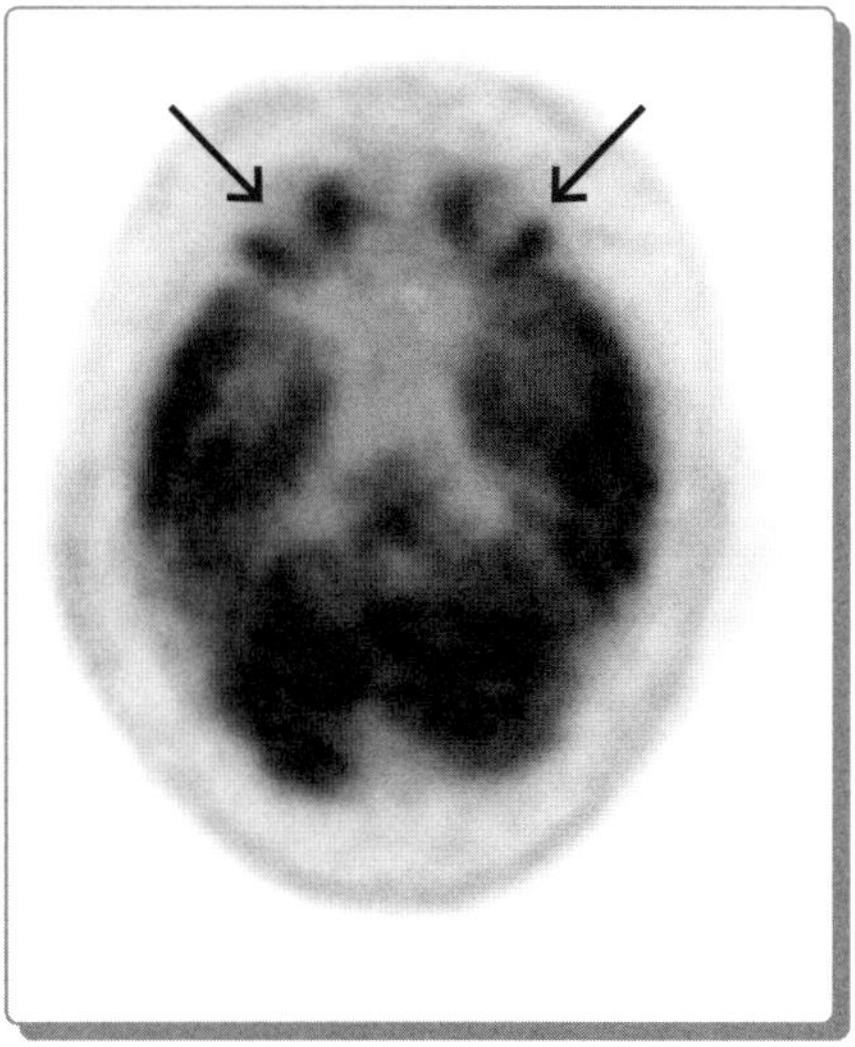

図1・3　眼球運動により眼筋に高集積がみられる

3 発声による喉頭筋への高集積

喉頭の筋肉に高集積がみられることがあります(図1・4参照)。PET検査前におしゃべりをすると目立ちます。これは、発声に関わる筋肉への集積と考えられます。発声に関係する喉頭の筋肉は2群に分けられます。音声の調節に関わる内喉頭筋群と、喉頭を気管周囲の組織に固定する外喉頭筋群です。そして通常は発声により内喉頭筋で

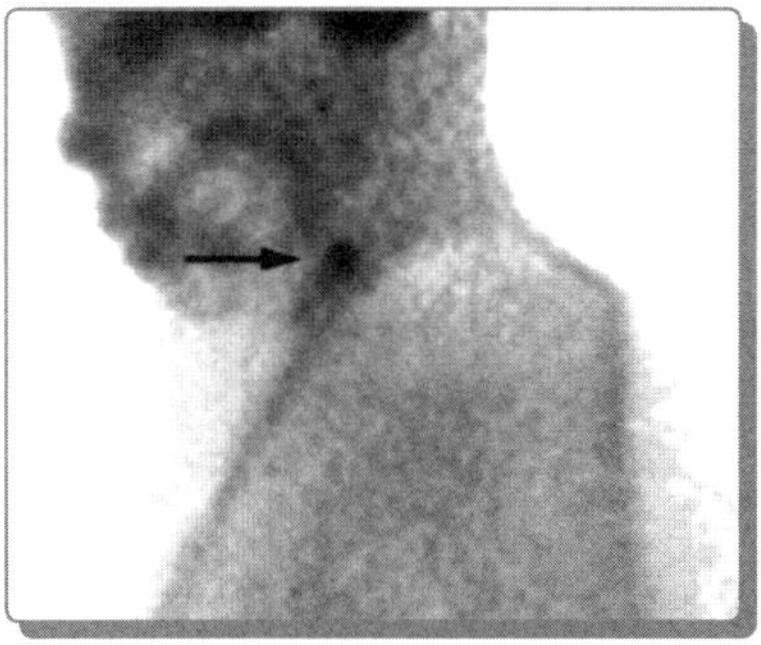

図1・4　おしゃべりで喉に高集積がみられる

左右対称性の高集積がみられます。

職業柄よく声を使うアナウンサーや司会者、歌手・声楽家などでは、喉頭部が高集積になると予想されます。しかし、日常的な発声とPET検査直前の発声のどちらが喉頭筋群への集積に強く影響しているのかはわかっていません。いずれにしても左右対称性の喉頭筋群への集積は、生理的集積によるものです。

4 咀嚼による咬筋への高集積

食べ物を咀嚼する咀嚼筋も随意筋です。咀嚼筋は、咬筋《こうきん》、側頭筋、内側・外側翼突筋で構成されており、この部位に高集積がみられる場合がまれにあります（30ページの図1・2参照）。ガムを噛むことや歯ぎしりをすることの影響だと考えられています。

これは病的な集積ではなく、筋肉活動によるブドウ糖消費で生じる生理的集積です。CT画像ではまったく変化は認められず、形態画像（CT）と機能画像（PET）の違いが一目瞭然です。

5 慢性高血糖での集積

PET検査は禁食・空腹状態で受けます。健常人の空腹時血糖値は70～109㎎/dLですが、図1・5は糖尿病でインスリン注射をしていた患者さんのPET画像です。PET検査時の血糖値は227㎎/dLと高血糖でした。

PET検査のときに高血糖だと画像に影響が生じる場合があります。そこで、血糖値は200㎎/dL以下が推奨されています。200㎎/dLという値は、ほとんどの場合で糖尿病による慢性の高血糖です。

慢性高血糖によるPET画像への影響は深刻ではないでしょう。180㎎/dLを超えると腫瘍の検出率はやや低下しますが、感染・炎症巣の検出率には影響がないという研究報告もあります。

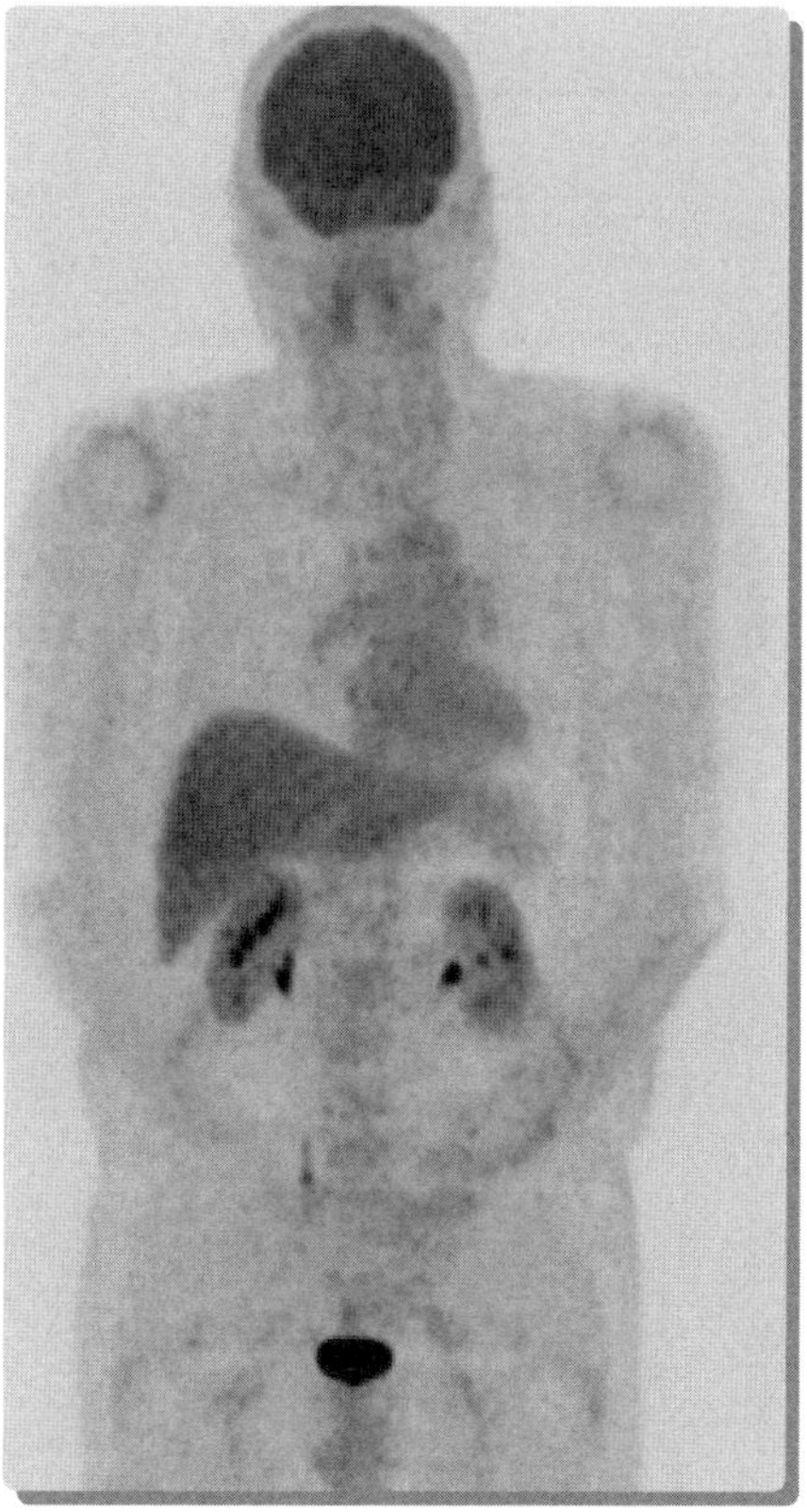
図１・５　検査時に高血糖だと脳をはじめとして全体的に集積が低くなる

その一方で、検査直前の食事などの影響によって高血糖になることがあります。この場合は「急性高血糖」であり、その影響は顕著です。

6 急性高血糖による集積

急性高血糖のケースでは、全身の骨格筋に高集積がみられます。次ページの図１・６のケースは、検査前に糖分の入った飲料水を摂取したために血糖値が１２８mg/dLになっていました。図１・５のケースの血糖値（２２７mg/dL）に比べると低い数値ですが、直接的には高血糖そのものよりも高血糖に起因する高インスリン血症が大きく影響しているのです。

血糖が上がると、それに反応してインスリンが分泌されます。そして、インスリン刺激で骨格筋にブドウ糖（ＦＤＧ）が取り込まれるのです。ここで問題なのは、骨格筋に集積した分、目的とする内臓分布が低下し、画像が不良となり、異常集積を検出できなくなることです。

このような「筋肉マン」現象は、PET検査前の食事で高血糖をきたした場合にみられます。PET検査の前6時間程度は食事を控えます。正確に言うと、血糖値を上げることになる食物を摂取しないことです。水分・お茶・ブラックコーヒーなどは摂取しても差し支えありません。スポーツドリンクは一般に糖分をたくさん含んでいるので避けます。つまり、糖分と炭水化物の表示がゼロであれば問題なしです。

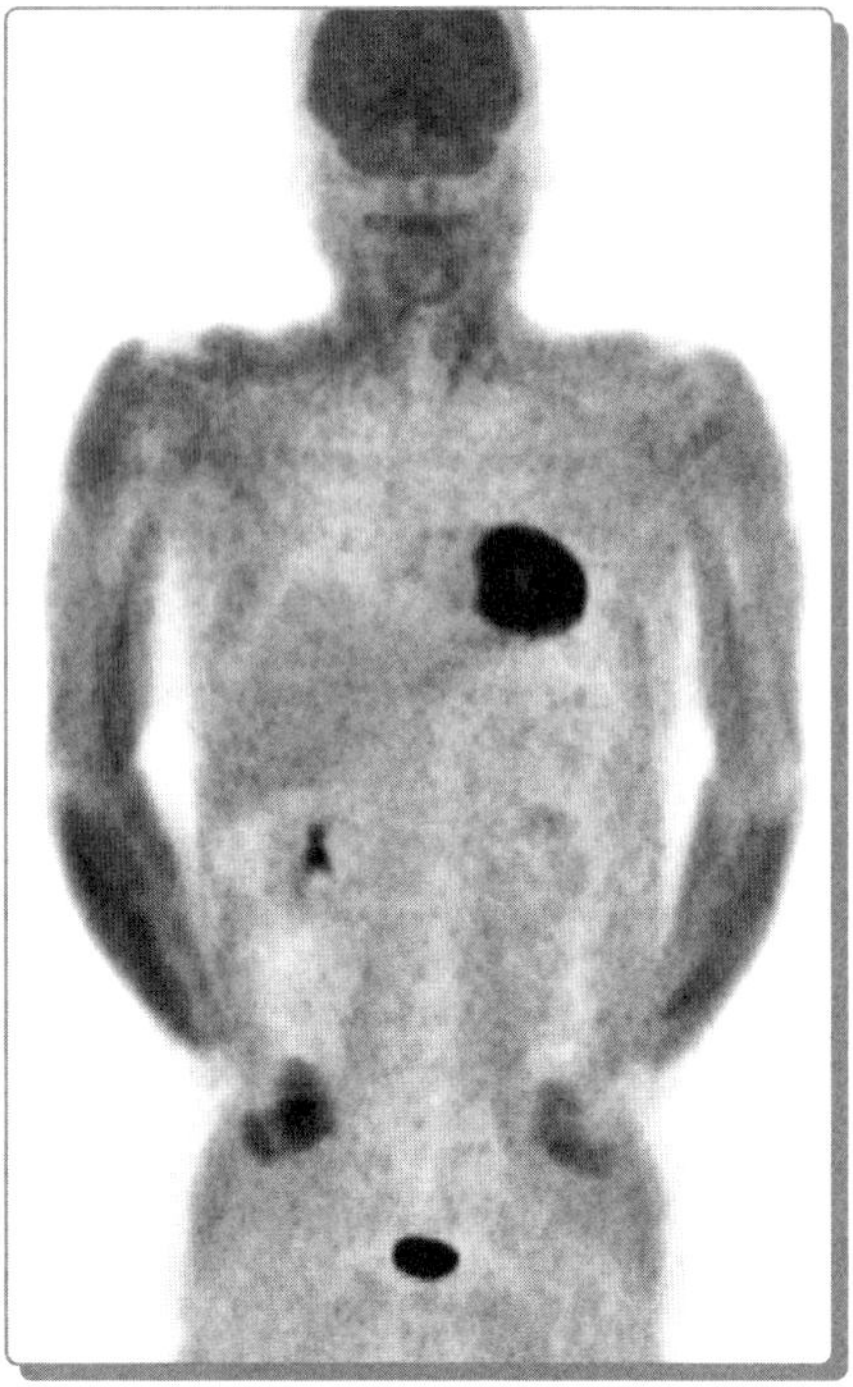

図1・6　検査直前に糖分を摂取すると骨格筋と心筋に高集積がみられる

7 胃の生理的集積

少し専門的になりますが、胃腸にも生理的集積がみられます。胃腸の内腔ではなく、壁（粘膜、筋層）にです。胃で生理的集積がみられる頻度は約15％です。高度の胃炎があると集積が生じますが、まったく異常がない胃にも認められることがあります。

胃炎などの明らかな原因が証明されていれば別ですが、PETで胃にびまん性の集積がみられるケースは生理的胃集積と呼ばれています。この生理的胃集積は、典型的には胃の出口（幽門部）に比べ入口（噴門）と胃体上部で高く、ピロリ菌の感染でもみられるのですが、詳細なメカニズムはわかっていません。

8 大腸の生理的集積

大腸にも約15％の頻度で生理的集積がみられます（次ページの図1・7参照）。多くはびまん性集積であり、放置しても差し支えない所見です。このような大腸集積のメカニズムは、胃の場合と同様にまだよくわかっていません。これは大腸壁（粘膜と筋層）のエネルギー代謝が十分に解明されてないためです。

これに対して、脳と心筋のエネルギー代謝は研究対象として取り上げられることが多いので、かなりのことまでわかっています。研究者の関心を引く重要臓器という観点からは、「胃腸は脳と心臓にはかなわない」ということかもしれません。

糖尿病で広く使われている内服薬にメトフォルミンという薬があります（商品名メトグルコ、メルビン、グリコラン、メデット、ネルビスなど）。この薬を服用すると、大腸に集積が生じることがわかっています。休薬すると集積がなくなるのです。どうやら、メトフォルミンの血糖降下作用には、血中ブドウ糖が大腸粘膜に取り込まれる機序もあるらしいのです。薬剤性の大腸集積ということで、生理的大腸集積の原因の一端がわかったのです。

この知見が論文で初めて報告されると、数多くの施設から同様の報告がいくつも出され、たちまち専門家の間で共通認識となりました。しかし、胃腸壁でのブドウ糖代謝についての研究はまだまだ十分進んでいない領域です。

9 褐色脂肪組織への集積

ヒトの体は、過剰な栄養分を脂肪として一時貯蔵できるようになっています。具体的には、脂肪細胞内に中性脂肪として貯えられます。脂肪組織を顕微鏡でみると、脂肪細胞が大きな脂肪滴（内容のほとんどは中性脂肪）を含んで腫大しているのが観察されます。通常の細胞の数倍から10倍の直径です。

絶食・飢餓の状態では、この脂肪細胞から中性脂肪が動員され、各臓器で代謝されて化学的エネルギー（ATP）を産生します。体脂肪の主な役割であるエネルギー貯蔵は、白色脂肪細胞が担っています。

この白色脂肪細胞とは別に、褐色脂肪細胞と呼ばれる脂肪組織があります。褐色脂肪は白色脂肪

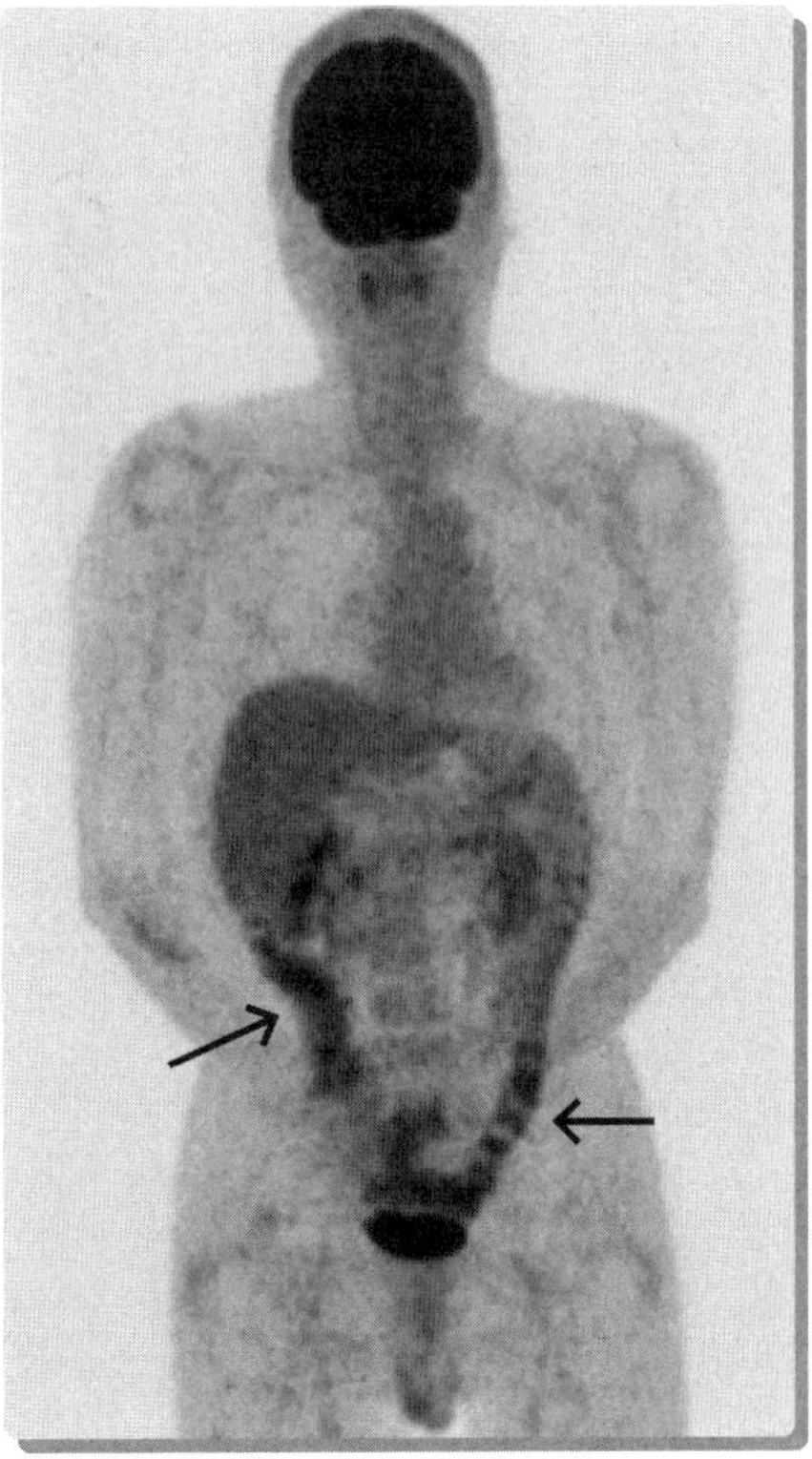

図1・7　健常者の大腸にも高集積がみられることがある（生理的大腸集積）

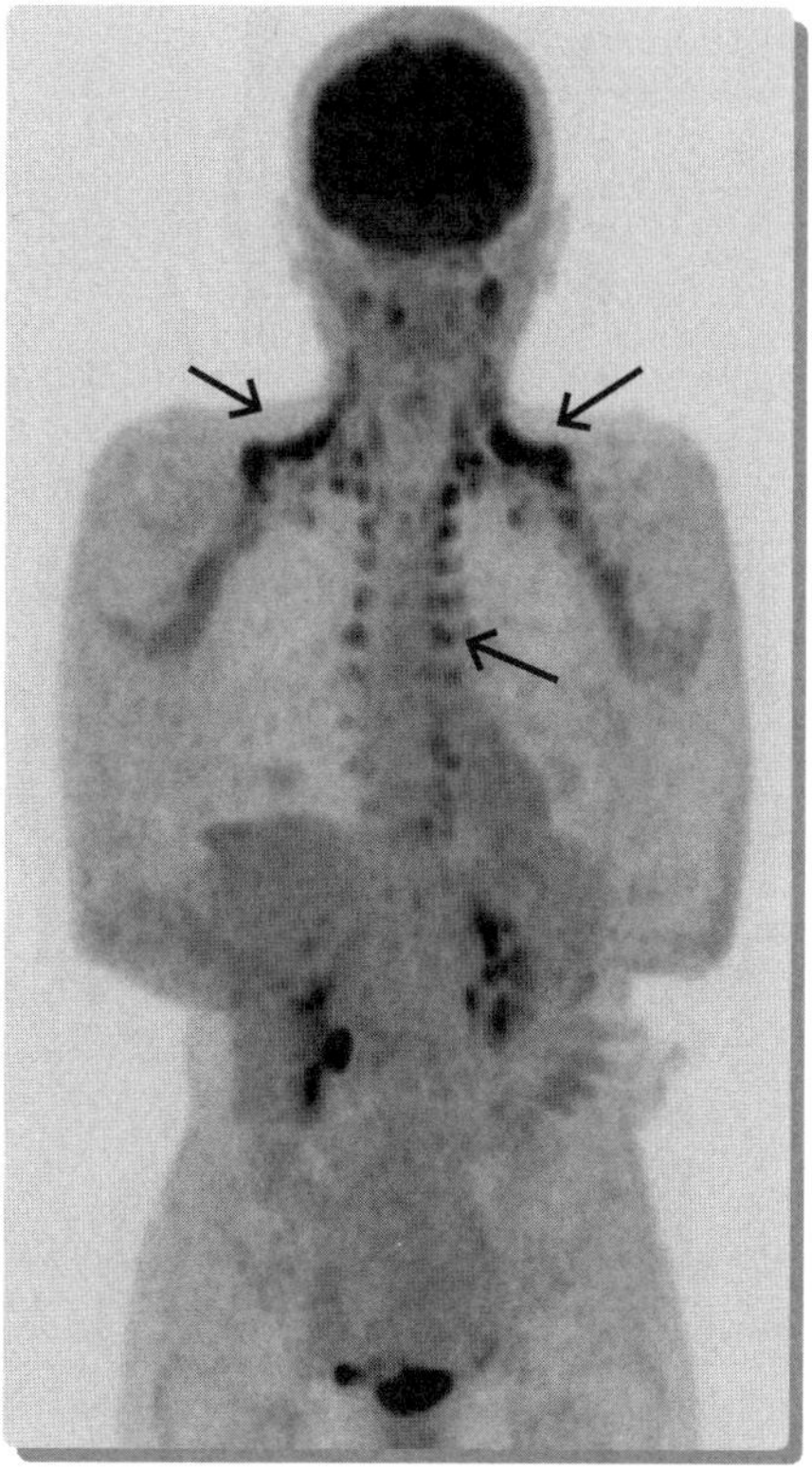

図1・8　脂肪組織に高集積がみられれば褐色脂肪組織である

とは異なり、腫大してはいません。そして白色脂肪の中性脂肪を分解して、化学的エネルギーではなく、熱を産生するのです。私たちは、寒いと震えるという筋肉運動で熱を産生し、体温の低下を防ごうとします。

これに対し、褐色脂肪は体の震えなしで熱を産生できるのです。この褐色脂肪は寒冷刺激などで活性化されます。冬眠動物が目覚める時に体温を上げるのは、この褐色脂肪の働きによるものです。

褐色脂肪は新生児に多く認められるのですが、年齢とともに減少します。出生後の間もない時期に、寒い環境でも生き残れるように進化したものと考えられています。このように大きな脂肪貯蔵庫の中で脂肪を燃やして体温を保持する働きをしているのです。

実は、この褐色脂肪がＰＥＴで識別できるのです。つまり、活性化した褐色脂肪細胞にＦＤＧが高集積するのです。成人での発生頻度は数％に過ぎませんが、寒冷の環境ではこの頻度が上がるようです。

褐色脂肪細胞は白色脂肪を燃焼する働きがあって、若くてやせ形の人にみられるとされます。PET以外の検査では、褐色脂肪は検出できないと思います。

「褐色」という色調の由来は、血管・神経に富んでいて、細胞内の脂肪滴は小さく、ミトコンドリア（細胞内小器官の一種で細胞の呼吸機能を担っている）が豊富なことからきているとされます。

図1・8のケースでは、特に鎖骨部の皮下脂肪と脊椎に沿う脂肪組織に高集積が見られます。褐色脂肪が活性化すれば脂肪が燃焼されることから、肥満対策の面で興味がもたれています。ただし、なぜ活性化した褐色脂肪ではブドウ糖代謝が高いのか（FDGが高集積するのか）のメカニズムはわかっていません。

10 授乳中の乳腺への集積

授乳中の乳腺にはFDGが高集積します（図1・9参照）。これは、母乳の生成過程でブドウ糖が利用されるためです。しかし、分泌される乳汁中にFDGはほぼ検出されないので、検査後に授乳を中止する理由にはなりません。

ただし、乳腺自体への集積があるため、乳児を胸に抱いて授乳することは避けなければなりません。一歩離れると被曝は半減するので、搾乳し、胸から離して飲ませれば大丈夫です。FDG投与から13時間経つと被験者の体表面では放射能が検出されなくなるので、乳児を胸に抱いても問題ありません。

母乳には糖質が約7％含まれており、その80％は乳糖です。乳糖は、すべてブドウ糖から合成されます。それなのに母乳中にFDGは出てきません。乳腺全体で高集積がみられますが、母乳中に

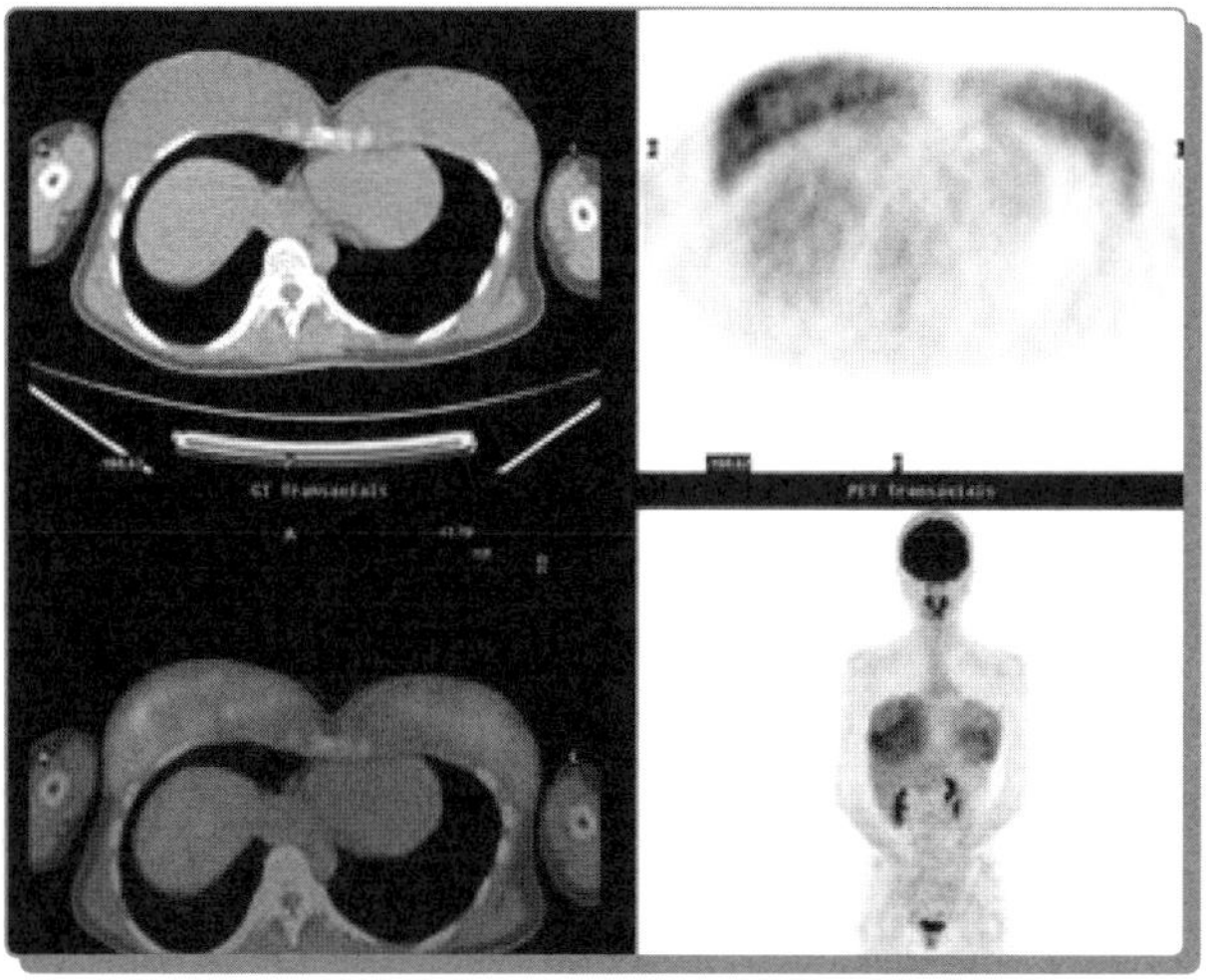

図1・9　授乳中の乳腺には高集積がみられるが、分泌される乳汁中にFDGは含まれない（左上はCT画像、左下はPET/CT画像）

ＦＤＧが出てこないことは一見不思議ですが、それはブドウ糖とＦＤＧの代謝の違いによるものです。

ブドウ糖は、乳腺でいくつかの酵素によって段階的に代謝を受けて乳糖になります。その代謝の第一扉がリン酸化で、ブドウ糖とＦＤＧはそれぞれＧ６Ｐ（ブドウ糖６リン酸）とＦＤＧ６Ｐ（ＦＤＧ６リン酸）になります。Ｇ６Ｐは第二、第三の代謝扉を通過して進むのですが、ＦＤＧ６Ｐは第二扉を通過できません。また第一の扉も逆戻りできないので、乳腺細胞に蓄積することになるのです。

このように逆戻りできない生理作用をメタボリックトラッピング（Metabolic Trapping）といい、「代謝での捕捉、蓄積」を意味します。それゆえ、ＦＤＧは乳腺に高集積しますが、母乳には出てこないのです。

11　子宮と卵巣の生理的集積

閉経前の女性では、子宮と卵巣に生理的集積がみられることがあります。月経サイクルはおよそ28日間で、①月経期（数日～7日間）、②増殖期（卵胞期、7日間）、③排卵期（数日間）、④分泌期（黄体期、14日間）と経過します。

子宮に生理的集積がみられるのは、月経期（①）の初期で、子宮腔内への月経血（脱落子宮内膜）貯留が主な原因ではないかと考えられます。

卵巣への生理的集積は、排卵期（③）に一致します。排卵期には卵巣でのブドウ糖消費が亢進することと、排卵は炎症性反応であることによると考えられています。

閉経前女性のＰＥＴ検査では、問診で最終生理の期間を記録しておくことが一般に行われています。これは、後の読影で重要となるためです。

第2章

ＰＥＴ検診と検査手順

ＰＥＴ検診の歩みと現状

1　ＰＥＴ検診の歴史

ＰＥＴ検診については、医師の間に賛否両論があります。私は賛成派です。というよりも、そもそも私はＰＥＴ検診を始めたグループの一員です。

ＰＥＴ検診は日本で誕生しました。１９９４年、山梨県の山中湖畔にある山中湖クリニックに、当時最新のＰＥＴ装置が3台導入され、稼働を開始しました。現在のような全身撮影のできる装置が米国で登場したのは、１９９０年です。当時、日本で全身撮影のできるＰＥＴ装置を有するのは数施設に過ぎず、しかも1施設1台でしたから、山中湖クリニックの3台というのは途方もないことでした。また当時、ＰＥＴは高級な研究用装置であり、一般の健康な人びとに使用するという発想は、途方もないことでした。

１９９４年、山中湖クリニックでは、従来のがん検診の検査項目に加え、「最新のがん診断装置ＰＥＴ」を用いたがん検診を始めました。その結果、いろいろながんが発見され、医学界に大変なインパクトを与えました。その影響を受けて、２０００年に東京の西台クリニックがＰＥＴ検診を開始しました。

２００２年には、10臓器の悪性腫瘍についてＰＥＴの保険適用が条件付きで認められました。保険適用の実現は、PET施設の増加に拍車をかけました。PETを保険診療とがん検診（自費診療）の両方に利用できるようになったからです、

2004年には、世界最大級とされるPETセンターが新横浜に開院されたほか、現在の国立がん研究センターでPETを含むがん検診の研究が開始されました。

また同年、日本核医学会によってPET検診に関するガイドラインが発表されました。このガイドラインはPET検診の健全な発展を推進するもので、受診者にはPETの利点と限界を含めた正しい情報を伝えること、PETの過剰宣伝は慎むこと、受診者の被曝管理を十分に実施することなどの項目が含まれていました。

2005年には、PET検査で使用する薬剤（FDG）が商業的に供給されるようになり、PET施設はさらに増えました。2005年の時点で、日本には79のPET施設があり、その半数以上の施設でPET検診を受けることができました。

2　PET検診の現状

PET検診は日本で誕生し、国内で普及したものです。現在、日本に357のPET施設がありますが、その約75％の施設でPET検診を受けることができます。

海外では韓国、台湾、中国でも一部の施設で実施されています。またインド、ドイツ、米国の数少ない施設でも実施されています。

3　PET検診をめぐる議論

PETの学会では最もレベルが高い米国核医学会は、PET検診に否定的な見解を公表しています（2013年2月）。その理由は次の二点です。第一点はがん発見率が約1％と低いこと、第二点はPET検査を受けることで不要な追加検査、生検、手術が発生する危惧があることです。

ここでは、この二点を含め、ＰＥＴ検診で議論されている事項について考えてみましょう。

（1）がん発見率の低さについて

発見率の1％が低いという見解は、がん患者さんに対して行われるＰＥＴ検査でのがん発見率が念頭にあります。一般健常者のがん検診ではいろいろな検査が行われていますが、1％の発見率はいろいろな検査に比べ決して低いものではありません。むしろ高い数値です。

また、検査費用が高いのに発見率1％では見合わない、という意味もあります。ＰＥＴの検査費用は、保険支払いで日本は8.6万円、ドイツは約11万円です。米国には1万7000ドル（約20万円）という施設もありますが、これは米国内では平均以下でしょう。

仮に1検査10万円とすると、100人に実施して1例のがんが発見されるので、1例のがん発見に1000万円かかる計算になります。これでは費用対効果が低いと言わざるをえません。

ちなみに、喫煙歴のある55歳以上の肺がん高リスク者を対象とした米国での大規模試験では、肺がんのＣＴ検診による死亡率減少効果が証明されました。ところが、肺がん発見率が1.1％で、ＣＴ検査の費用が285ドル（約3.3万円）なので、肺がん1例を発見するのに約300万円もかかるということで、費用対効果について議論されています。ですからＰＥＴ検診に公費を使うことはできないわけです。しかし、受診者が費用を支払えば、財源の問題はクリアされます。

（2）過剰診断の問題

第二点は、がん検診を受けると、がん以外の所見で要精密検査と判定されることがよくあることに起因しています。ＰＥＴ検査によってがん以外の病気の可能性がたくさん指摘されるからです。

前述のＣＴによる肺がん検診では、陽性所見の頻度が27％と高率でした。その中で実際のがんは

4％のみでした。つまり、96％はがんではなく、多くは放置して差し支えないものでした。CT検診でも、肺がん以外のがんと紛らわしい所見が数多く認められるのです。

ここで大切なのは、陽性所見の取り扱いです。従来型の検診で陽性所見がみられた場合には、即精検でした。しかしCT検診やPET検診に、この手法をそのまま適用することはできません。

たとえば、肺がんのCT検診では、５㎜に満たない肺結節は１年後に経過観察をし、１㎝以上の肺結節は即精検とし、５㎜から１㎝の中間のサイズでは増大傾向がないかをCT検査で経過を見る、という陽性所見への対応が勧められています。これにより、検診の効果をできるだけ保ち、不必要な追加検査を減らすことができます。

PET検診では、がんと紛らわしい陽性所見が6.7％との報告があります。PET検診で陽性所見がみられた場合、その対応はPET検診の担当医に委ねられていますが、対応を学術的に整理する余地があります。負担の少ない追加検査は許容範囲だと思いますが、負担のある検査・治療になることは極力回避しなければなりません。

PET検診での陽性所見対応を整理し、その一覧表を作成することは、PET検診の課題のひとつでしょう。これによって過剰診断をさらに低下させることができると思います。

⑶　低線量被曝の問題

放射線による被曝の影響には、遺伝的影響と放射線発がんがあります。成人での遺伝的影響は、あまり問題にされていません。一般に１００mSv（ミリシーベルト）以下が低線量被曝と定められていますが、ほぼすべての放射線検査がこの数値以下です。PET／CT検診では、１回の検査で10数mSvです。CTの撮影条件を下げると10mSv以下になります。

ちなみに、自然界から受ける放射線量は年間2.4mSvです。

１回に１００～２００mSvを超えと、発がん率は線量に比例して直線的に高まることが認められています。しかし、成人で１００mSv以下の線量による発がん率の増加は確認されていません。確認されていないのはゼロだからなのか、わずかなので検出できないのかはわかっていません。

線量と発がんの関係において、１００mSv以下の低線量でも、より高線量の場合と同様に直線的な線量・発がん関係があると仮定するのが「直線閾値《いきち》なし仮説」です。この線量以下で発がん率増加がゼロになるという閾値はないと仮定する説です。この仮説に基づくと、１回に１００～２００mSv程度の被曝を受けると、がんになるリスクは１・０８倍になります（表２・１参照）。

表2・1　放射能と生活習慣によってがんになるリスク

要　因	がんになるリスク
2000mSvを浴びた場合	1.6倍
・喫煙	
・毎日3合（540mL）以上飲酒	
1000～2000mSvを浴びた場合	1.4倍
・毎日2合（360mL）飲酒	
・やせすぎ	1.29倍
・肥満	1.22倍
・運動不足	1.15～1.19倍
200～500mSvを浴びた場合	1.16倍
・塩分の取りすぎ	1.11～1.15倍
100～200mSvを浴びた場合	1.08倍
・野菜不足	1.06倍
・受動喫煙	1.02～1.03倍

(国立がんセンター調べ)

一方で放射線に対してはＤＮＡ修復や免疫応答など、生体防御機能が働きます。高線量ではこれらの機能に破綻が生じますが、低線量域ではむしろ生体防御機能が有効に作用するとされています。

高線量と低線量で生体反応が異なるため、「線量－発がん関係」は直線的ではなく、はじめ緩やかでゼロに近く、やがて勾配が急な直線的になると考えるのが合理的だと思われます。そう考えると、低線量被曝での発がん率増加は、たとえあるとしてもきわめて低いことになります。

低線量被曝による発がんについては、現在までのところ確たる根拠がないため、専門家の間でも議論があります。低線量被曝による発がんは、「もしあってもわずかなので証明はむずかしい」というのが現時点での科学的見解だと思います。しかし高線量でのリスクは明らかなので、低線量であってもリスク有りの前提で被曝管理をすることは、放射線検査としての宿命でしょう。

低線量被曝の発がんリスクについては、内外に数多くの文献・資料がありますが、ここではいくつかの国際専門機関の見解を整理してある日本保健物理学会の『医療放射線リスク専門研究会報告書』（２０１０年5月）も参考にさせてもらいました。

(4) 有効性の検証

ＰＥＴ検診は、他のいくつかの検診と同様に、有効性が証明されていない研究段階の検診です。そこで、がん検診の有効性を調べる検証法についてみてみましょう。

たとえば、便潜血検査による大腸がん検診は、科学的に有効性が証明されています。便潜血検査をすると、大腸がん死の確率が低下するということです（ゼロになるわけではありません）。これを証明した欧米での大規模研究を紹介します。

まず、便潜血検査による検診を受けるグループと、受けないグループをつくり、それぞれのグループにほぼ同数の数万人を割り振ります。検診群は、便潜血検査で異常が発見されると大腸検査（バリウム検査または内視鏡検査）を受けます。非検診群は、症状が出ない限り大腸検査を受けません。こうして10年以上にわたって経過を調べていきます。

その結果、検診群での大腸がん死亡数が、非検診群に比べて明らかに（統計的には「有意」といいます）低下していました。このことから、便潜血検査には大腸がん死亡率の減少効果があり、有効であることが証明されたのです。

この例でわかるように、検診の有効性を科学的に証明するには、大勢の参加者と長年にわたる正確な経過観察が必要なので、なかなか実施できるものではありません。このような研究を無作為比較試験といいます。

これまでにこの手法で有効性が証明されたがん検診は、大腸がん（便潜血、大腸内視鏡）、乳がん（マンモグラフィー）、子宮頸がん（細胞診）、前立腺がん（腫瘍マーカーのＰＳＡ）、肺がん（ＣＴ、年齢や喫煙歴などの条件付き）です（腫瘍マーカーについては72ページを参照）。

この検証法は最も信頼性が高いのですが、実施が困難なので他の手法による検証がなされていません。検証の手法は専門的になるので触れませんが、バリウムによる胃がん検診では、一定の有効性が認められています。

胃がんの発見では胃の内視鏡検査が最も優れているので、胃内視鏡検査は胃がん検診で広く実施されています。しかしその有効性が証明されていないという問題があります。超音波検査による乳がん検診もまだ有効性が証明されていません。腫瘍マーカーのＰＳＡによる前立腺がん検診は、死亡率減少効果が証明されていますが、過剰診断の問題が議論されている段階です。

ＰＥＴを用いたがん検診（これを「ＰＥＴ検診」ということにします）については、いまだ有効性を科学的に証明するに至っていないために、研究段階ということになります。

4　PET検診の特徴

PET検診の対象臓器はひとつではありません。複数の臓器を同時に調べられるうえに、比較的早期の段階でがんを発見できます。従来の検診では調べない臓器までもカバーできます。ただし、PETにとって得意ながんと不得意ながんがあります。PET検診では、通常PET／CT装置が用いられるので、得意・不得意を表2・2にまとめました。

PETで発見するには、腫瘍体積として1㎤が必要です。この1㎤という体積は大きいように感じますが、実際にはどの臓器のがんでも比較的早期の段階です。PET検査の売り文句で「数ミリのがんがわかる検査」とあれば、「簡単に英語がしゃべれるようになる教材」と同じで、商業的な過剰宣伝です。

PET検診では、一般にPET／CT装置が使

表2・2　PET/CTの得意ながんと不得意ながん

得意ながん	肺がん　甲状腺がん　頭頸部がん　縦隔腫瘍　大腸がん　胆のうがん　転移性肝がん　後腹膜腫瘍　子宮体がん　卵巣がん　悪性リンパ腫　GIST　など
比較的得意ながん	食道がん　乳がん　膵臓がん　子宮頸がん　など
不得意ながん（理由）	脳腫瘍（脳の生理的集積が高くて腫瘍を識別できないため）　早期食道・胃がん（腫瘍体積が小さいため）　肝細胞がん（代謝が異なるため）　泌尿器がん（尿中にFDGの排泄があるため）など

用されようになりました。すでに述べたように、ＰＥＴ／ＣＴ検査でのがん発見率は約１％です。またがん以外にも、注意が必要な良性疾患が約19％で発見されます。すなわち20％、５人に１人の割合で何らかの所見を指摘されることになります。

ＰＥＴ検診は、40歳以下の若年者に強く勧めることはできません。低線量被曝による発がんリスクを想定してのことです。また、他の放射線検査と同様に、妊娠中の女性は受けるべきではありません。

一般的には50歳以上で勧められます。ＰＥＴで陽性所見がみられた場合には、対応について担当医とよく相談するのがよいでしょう。

5 誇大な謳い文句には要注意

ＰＥＴ検診にまじめに取り組んでいる医師は大勢います。しかし一方で、ＰＥＴ検診はあたかも科学的な有効性が証明されているかのような誤解を与えかねない宣伝もあります。有効性が証明されていないサプリや一部の民間療法を「体にいい」「がんが治る」と宣伝するのと同類です。このようなセールストークには注意してください。

ＰＥＴは高級検査装置として大変魅力があるものです。そして、科学的根拠に基づいて適用範囲が決まっています。これはＥＢＭ（Evidence-Based Medicine）といわれます。一方で過剰宣伝は、別の意味でのＥＢＭ（Economy-Based Medicine）といえます。

PET検査の手順

検査室には、アイソトープを使用する管理区域であることを示す黄色い表示が見られます。出入り口で履物を替えるのが一般的です。その主な目的は、検査室内の床の汚れを外に持ち出さないことです。

1 FDGの調整

国内のPET施設の半数弱はサイクロトロンを保有しており、自施設でFDGを合成できます。オペレーターは早朝からサイクロトロンの運転を始めます。朝9時からの検査に間に合わせるには、運転開始が早朝6時半なので、サイクロトロンのオペレーターは早起きです。薬剤師が、合成された薬剤（FDG）が適切かどうかの検定を済ませれば、注射の準備は完了です。

サイクロトロンを保有していない施設では、FDGを購入します。FDGは短寿命なので、全国8ヵ所（2015年4月現在）にある専用工場で製造されたものを、当日の検査時間に合わせて配達するようになっています。

2 受診者の検査前準備

検査前6時間程度は食事を控えます。血糖値の上昇で画像が不良になる場合があるからです。糖分を含まない飲料水の摂取は差し支えありません。ブラックコーヒーも問題ありません。スポーツドリンクは糖分（炭水化物）を含んでいることが多いので避けます。飲み物の成分表示をよく読んで、炭水化物が含まれていないかを確かめましょう。

また、検査当日の激しい運動は、その部位の筋肉に集積する影響がでるので避けるのがよいでしょう。

3 FDGの注射

ＦＤＧの注射は自動注入装置を用います。医療スタッフは、この注射時を含め、ＦＤＧとその注射を受けた被検者に接する時間をなるべく短時間にするよう勧められています。数多くのＰＥＴ検査を担当するので、被曝の機会を極力減らすためです。施設によっては、被検者が注射後も付き添いを必要とするにもかかわらずご家族などによる付き添いができない場合には、検査をお断りしているところもあります。

4 検査前の安静

注射後、およそ1時間は安静にします。これは、注射した薬剤が体内に広がり、安定するのを待つためです。この間におしゃべりをしたり、読書をしたりすると喉や眼筋に集積して濃く写ります。試しに片方の手を握ったりゆるめたりする運動をすると、その部位の筋肉が濃く写ります。

この安静時には水を飲むといいでしょう。尿中に排泄されるＦＤＧを希釈する効果があるからです。量は多いに越したことはないので、可能であれば３００～５００mLが目安です。

5 撮影

撮影台に乗る直前に、排尿で膀胱を空っぽにします。尿中に排泄されたＦＤＧで、周辺の画像にゆがみ（これをアーティファクトといいます）が生じるためです。

撮影時間はおよそ20分です。その間、力を抜いて楽にしています。身体を動かすと画像にブレが生じるからです。特に頭部の撮影時に、居眠りをして頭が左右にコックリ動くと、出来上がった画像に頭が２つ３つあるように写ります。

ＰＥＴの撮影室では、担当技師の指示に従えば検査はスムーズに進みます。

6 検査後の安静室での待機

撮影後のおよそ20分間は、安静室で待機します。体内に残存するＦＤＧからの放射線が低下するのを待つためです。私は毎年ＰＥＴ検診を受けていますが、注射後の安静と、検査台に乗っての撮影時、撮影後の待機の時間は、ゆったり過ごすことができます。仕事で毎日を慌ただしく過ごしている人にとっては、ＰＥＴ検診は束の間のゆったりした時間になるものと思います。

7 医師の読影

検査の当日中には、撮影を担当した放射線技師がＰＥＴ画像を読影用に構成し、その画像を院内画像通信システムで読影医のもとに送付します。読影医は検査翌日に画像を読影でき、検査結果が出ます。

しかし施設によっては、読影医の勤務が週に１日という場合があります。また、２人の読影医が別々に読影（ダブルチェック）する施設もあります。そのような場合、検査結果が出るまでに１週間以上かかることがあります。

私は20年以上ＰＥＴ画像の読影を続けていますが、自分自身のＰＥＴ画像を読影するにあたっては、読影用のモニター画面を前にして、異常がないよう祈る気持ちになります。

▶健診でがんと確定診断されるまでの検査◀

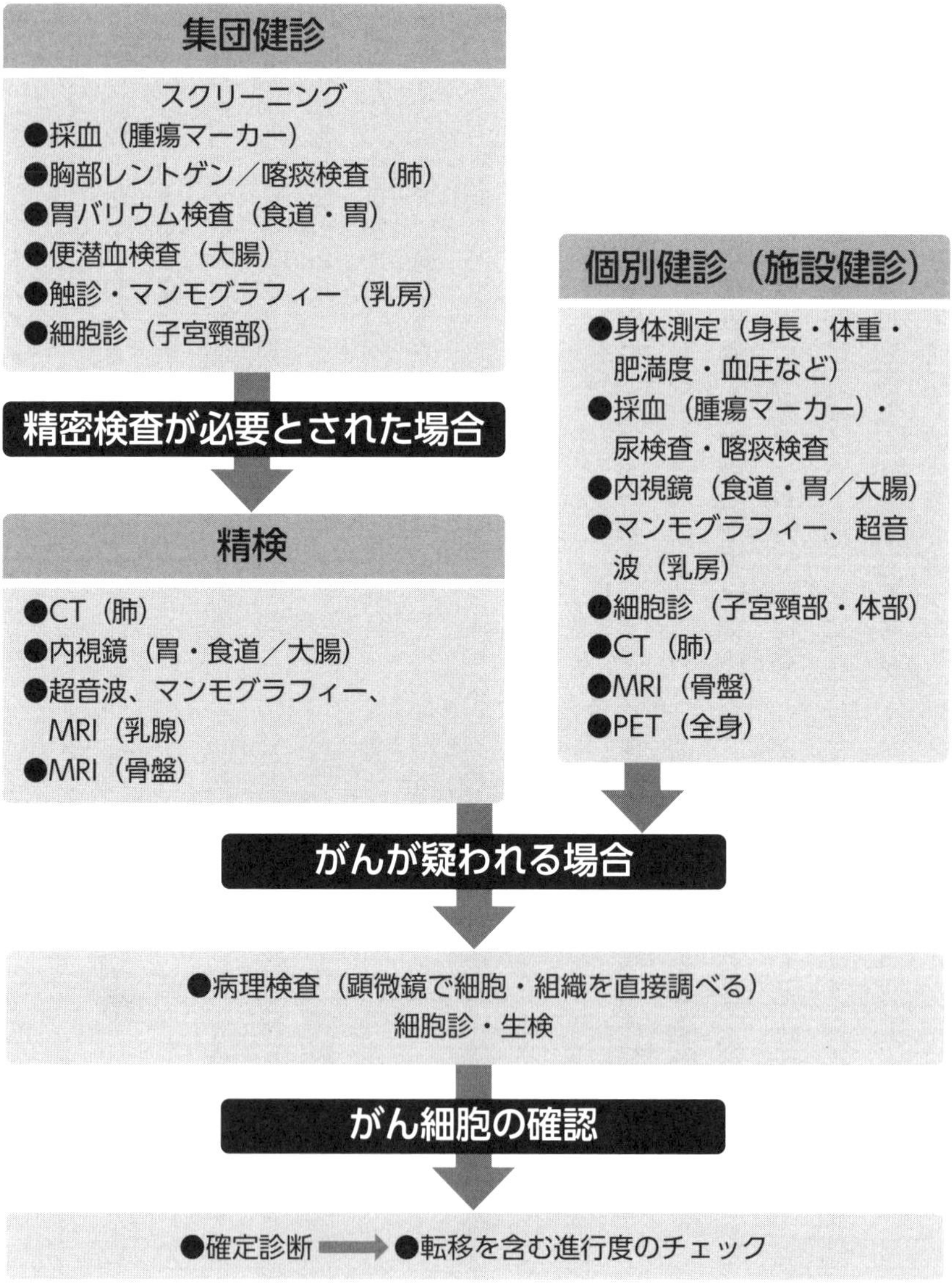

・集団健診は数多くの人を対象とするため、スクリーニング検査の後に精密検査が行われる。
・個別健診では最初から精密な検査が行われることが多い。

第3章

がんの基礎知識

1 良性腫瘍と悪性腫瘍

腫瘍《しゅよう》には良性腫瘍と悪性腫瘍があります。

良性腫瘍は周りの健常組織との境界がはっきりしており、発生した部位でのみ発育します。たとえば脂肪腫は、周りの脂肪組織の中ではっきりした境界をもって発育します。

これに対して悪性腫瘍は、周りの組織に腫瘍細胞が侵入します。これを「浸潤《しんじゅん》」といいます。また、離れた臓器に飛び火して増殖します。これを「転移」といいます。悪性腫瘍に共通する性格は、この浸潤と転移です。

2 がんと肉腫の違い

悪性腫瘍は「がん」と「肉腫」に分けられます。この区分は発生母地《ぼち》の違いによるもので、顕微鏡的に分類されます。

がんは、臓器の表層にある上皮（粘膜と表皮）の細胞が悪性化したものです。もう一方の肉腫は、非上皮（上皮の深部にある線維などからなる結合組織）の細胞が悪性化したもので、たとえば悪性リンパ腫です。がんも肉腫も、通常は放置しておくと際限なく増殖します。

悪性腫瘍の多くはがんであり、肉腫をも含めてがんと呼ぶことがよくあります。本書でも特に断らない限り、肉腫もがんに含めて説明しています。

3 転移とは

がんでは「転移」が生じることがあります。転移とは、がんが発生した部位（これを「原発巣《げんぱつそう》」といいます）から離れた所に「飛び火」することをいいます。

転移する際のルートには、リンパ行性、血行性、播種《はしゅ》の3つがあります。

（1）リンパ行性の転移

生体には、血液が流れる血管のネットワークが形成されています。これと同様に、リンパ液が流れるリンパ管のネットワークも形成されています。がんが増大すると、がん細胞はリンパ管と血管に侵入します。

リンパ管に侵入したがん細胞は、まず近くのリンパ節（リンパ球が充満しているところ、図３・１参照）に到達します。リンパ節は数㎜から大きくて１㎝大で、局所の防御装置の役割をしています。そして、がん細胞の数がわずかであれば、リンパ節内の免疫反応によってがん細胞は死滅・排除されます。

しかし、がん細胞の勢力がこの免疫防御力を超える場合には、がんはリンパ節内で増大し、さらには近くのリンパ節に広がり、ついに全身に転移していきます。

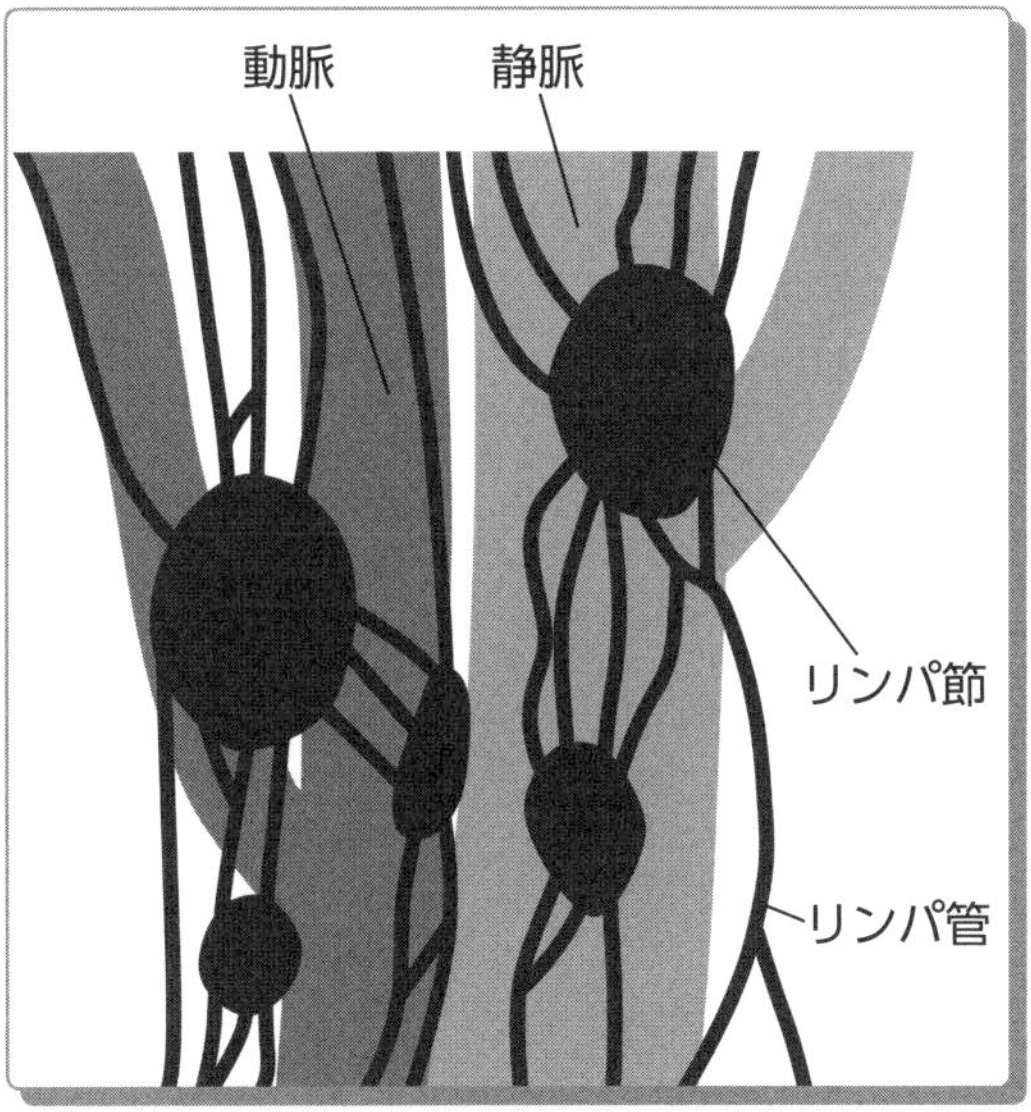

図３・１　リンパ管とリンパ節

（2）血行性の転移

がん細胞が血管に侵入すると、がん細胞は血流にのって全身に散布されます。しかしながら、血行性の転移はどこでも成立するのではなく、ある種のがんは特定の臓器に好んで転移します（これを「臓器特異性がある」といいます）。

これは、種《たね》（がん細胞）と土壌（臓器）の関係に喩《たと》えられます。つまり、がん細胞（種）が定着・発育しやすい臓器（土壌）と、そうでない臓器がある、と考えられているのです。

たとえば、大腸がんは肝臓と肺に転移しやすく、乳がんと前立腺がんは骨に転移しやすく、肺がんは脳と副腎に転移しやすい、といった特徴があります。

（3）播種による転移

播種とは種が播《ま》かれるように、がんの表面からがん細胞が散布されることをいいます。

胃がんは胃内腔の粘膜に発生しますが、進行して胃壁を貫通すると腹腔内に散布され、播種による腹膜転移をきたします。この時点で開腹してみると、腹腔内にがんによる塊《かたまり》が多数みられるようになります。

その他、膵臓がん、卵巣がんも腹膜播種をきたします。また、肺がんが進行すると胸腔内に胸膜播種をきたします。

4 がんの進行度（臨床病期）

がんと診断された場合、その進行度が問題となります。この進行度を「臨床病期」といいます。

病期はⅠ期からⅣ期まであり、通常、Ⅰ期は進行がわずかで転移のない早期がん、Ⅳ期は遠隔転移のある進行がんです。なお、ごく初期で上皮・表皮内のわずかな範囲にとどまる場合を0期とすることもあります。一般的に、病期が決まる具体的な要素は、次の4つの項目です。

①がんのサイズまたは深さ
②リンパ節転移のあるなし
③隣接臓器への侵潤のあるなし
④遠隔転移のあるなし

この病期に応じて、手術、放射線療法、化学療法などの治療計画が立てられます。

次ページに主ながんの臨床病期と5年生存率をまとめた表を掲載しておきます。

表3・1　主ながんの臨床病期と5年生存率

がんの部位	臨床病期	5年生存率(%)
肺がん	Ⅰ	60～89
	Ⅱ	38～56
	Ⅲ	22～25
	Ⅳ	2～8
乳がん	Ⅰ	99
	Ⅱ	95
	Ⅲ	79
	Ⅳ	31
大腸がん	Ⅰ	97～100
	Ⅱ	91～93
	Ⅲ	75～86
	Ⅳ	18～23
悪性リンパ腫	低悪性度	70～90
	中悪性度	65～85
	高悪性度	25～60
膵臓がん	Ⅰ	60
	Ⅱ	35
	Ⅲ	20
	Ⅳ	0～15
食道がん	Ⅰ	87
	Ⅱ	54
	Ⅲ	31
	Ⅳ	14

がんの部位	臨床病期	5年生存率(%)
胃がん	Ⅰ	99
	Ⅱ	67
	Ⅲ	49
	Ⅳ	8
肝臓がん	Ⅰ	62
	Ⅱ	41
	Ⅲ	20
	Ⅳ	5
子宮頸がん	Ⅰ	93
	Ⅱ	79
	Ⅲ	58
	Ⅳ	22
子宮体がん	Ⅰ	95
	Ⅱ	89
	Ⅲ	63
	Ⅳ	21
卵巣がん	Ⅰ	89
	Ⅱ	68
	Ⅲ	45
	Ⅳ	27
前立腺がん	A	90～100
	B	90～100
	C	60
	D	30

＊悪性リンパ腫の臨床病期はⅠ期～Ⅳ期に分けられるが悪性度別に5年生存率を記載
〈公益財団法人がん研究振興財団、がんの統計'14（相対生存率）を参考に作成〉

5 「再発」の意味

がんの完全摘除後も、最低5年間は再発がないか心配になります。手術で「完全」摘除しても、がん細胞の残存が100％ないとはいえません。顕微鏡的な残存が否定できないからです。

顕微鏡的ながん細胞の遺残があると、がん細胞が増殖して塊になり、術後の定期検査で発見しうるサイズになります。つまり再発とは、手術時すでに存在した微小ながん病巣が、術後に徐々に発育・増大し、検査（特に画像検査）で発見されるようになったものなのです。

6 病理検査

がんと確定診断するには、疑わしい部位に的を絞って細胞や組織を採取し、それを顕微鏡で観察する必要があります。

たとえば、喀痰《かくたん》や尿にがん細胞が混じっていないかを調べることを「細胞診」といいます。子宮頸部をこすって細胞を採取する擦過《さっか》細胞診も同じです。

乳腺や甲状腺などの体表近くにある臓器では、細い針で穿刺《せんし》して細胞を採取する「穿刺吸引細胞診」が行われます。やや太い針で組織を採取するのが「針生検」で、乳腺や前立腺で行われます。乳腺では体表から針を刺して、前立腺では直腸から針を刺して組織を採取します。これは「組織診」ともいわれます。

細胞診では、ばらばらの細胞の一個一個の形態を調べて良性か悪性かを診断します。組織診の利点は、細胞の形態に加え、細胞の配列がわかることです。

胃の内視鏡検査で胃がんが疑われた場合には、鉗子《かんし》で組織の一部を採取します。採取した小さな組織片を細胞の形がくずれないように固定液（ホルマリン）に入れて1～2日後に染色したものを顕微鏡で観察します（図3・2参照）。これを通常「生検」といいます。

また、たとえば胃がんの手術では、摘出した胃をホルマリン液で固定し、後日染色して病理診断医が顕微鏡で観察してがんの最終診断を下します。

以上のような顕微鏡検査を「病理検査」といいます。これにより、がんであるかどうかの最終診断と、次に述べる「組織型」が診断されます。

7　組織型

これ以降、組織型（「そしきけい」とも、「そしきがた」とも読まれます）という言葉が繰り返し出てきます。

がん組織の一部を染色したものを初めて顕微鏡で見る人は、そのきれいな構造に小さな感動を覚えるかもしれません。インターネットで、「胃がん」「病理組織像」をキーワードに画像検索して閲覧してみてください。

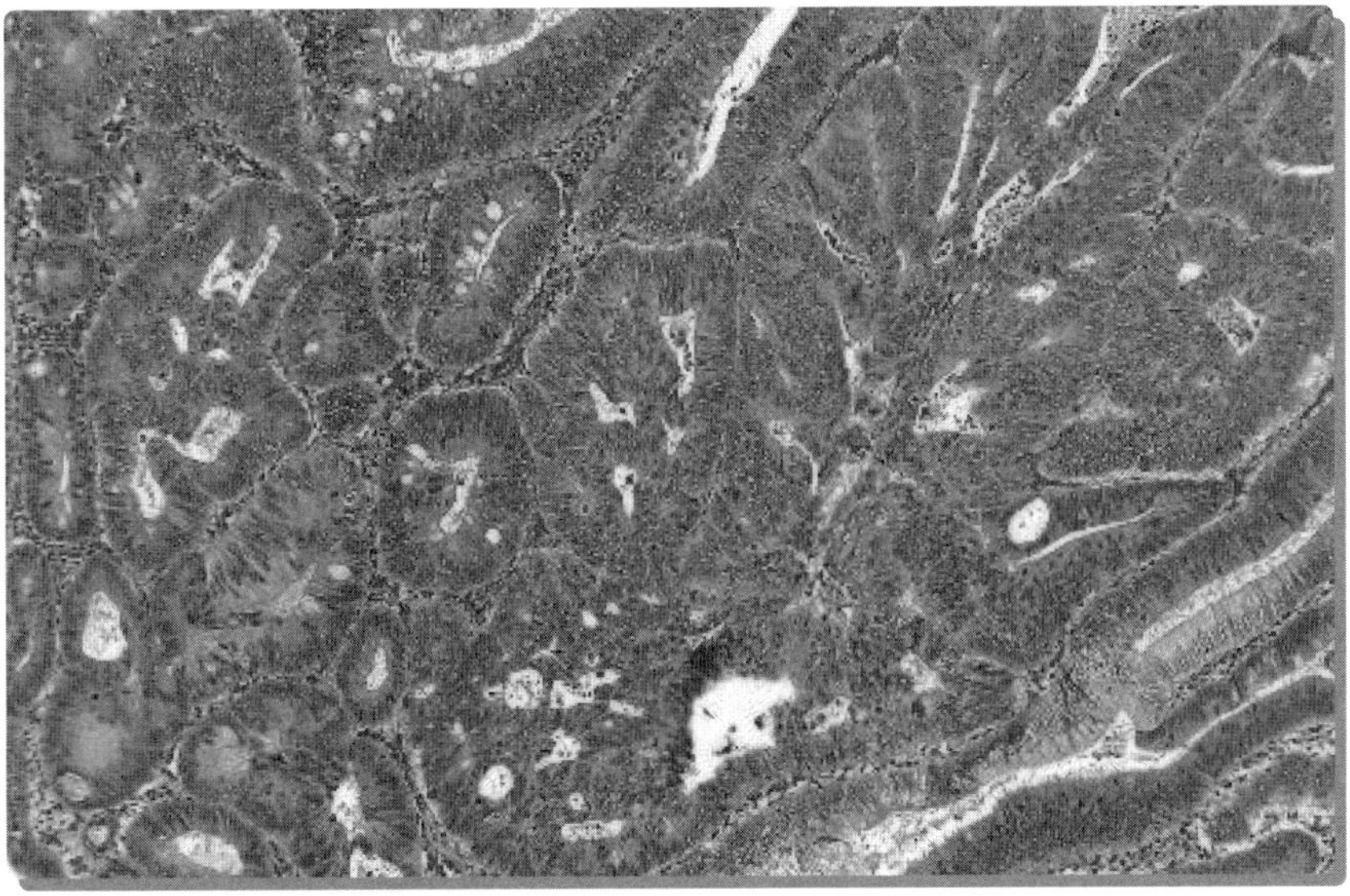

図3・2　がんを染色して顕微鏡で見たもの

個々のがん細胞の微細構造とその配列には一定のパターンがあり、その顕微鏡的パターンを組織型といいます。

ですから、がんは発生臓器別に胃がん、大腸がん、肺がん、乳がんなどに分類されますが、それぞれの臓器のがんの中でも、数多くの組織型に亜分類されるのです。

たとえば肺がんでは、腺がん、扁平上皮がん、小細胞がん、大細胞がんなどがあります。胃がんでは、分化型腺がん、乳頭状腺がん、粘液がん、印環細胞がんなどと呼ばれる7種類以上の組織型があります。また、卵巣がんでは30種以上に分類されています。

大切なことは、組織型でがんの進行速度や治療への反応性など、がんの性質に差がみられることです。そしてPET検査で大切なのは、組織型でFDGの集積程度に差がみられることです。

このように、がんでは組織型もたいへん重要です。数多くの組織型の中で代表的なのは、腺がん（図3・3参照）と扁平上皮がん（68ページの図3・5参照）です。

(1) 腺がん

分泌物を出す腺組織から発生することが、腺がんという名称の由来です。消化管（食道から直腸まで）、膵臓《すいぞう》、肺、乳腺、子宮体部、前立腺などに生じるがんには腺がんが多くみられます。さらに腺がんは、粘液を多量に分泌する粘液がん、細胞の外観が印環（印章指輪）状の印環細胞がん（図3・4参照）、腫瘍細胞が乳頭状に増殖する乳頭状腺がんなど、数多くのタイプがあります。

腺がんの中で最も多いのは、分化型腺がんと呼ばれるタイプです。これには、高分化型、中分化型、低分化型があります。細胞の配列が整っている場合は分化度が高い（高分化）、それが不揃いの場合は分化度が低い（低分化）といわれます。一般的に、低分化型は悪性度が高い特徴があります。

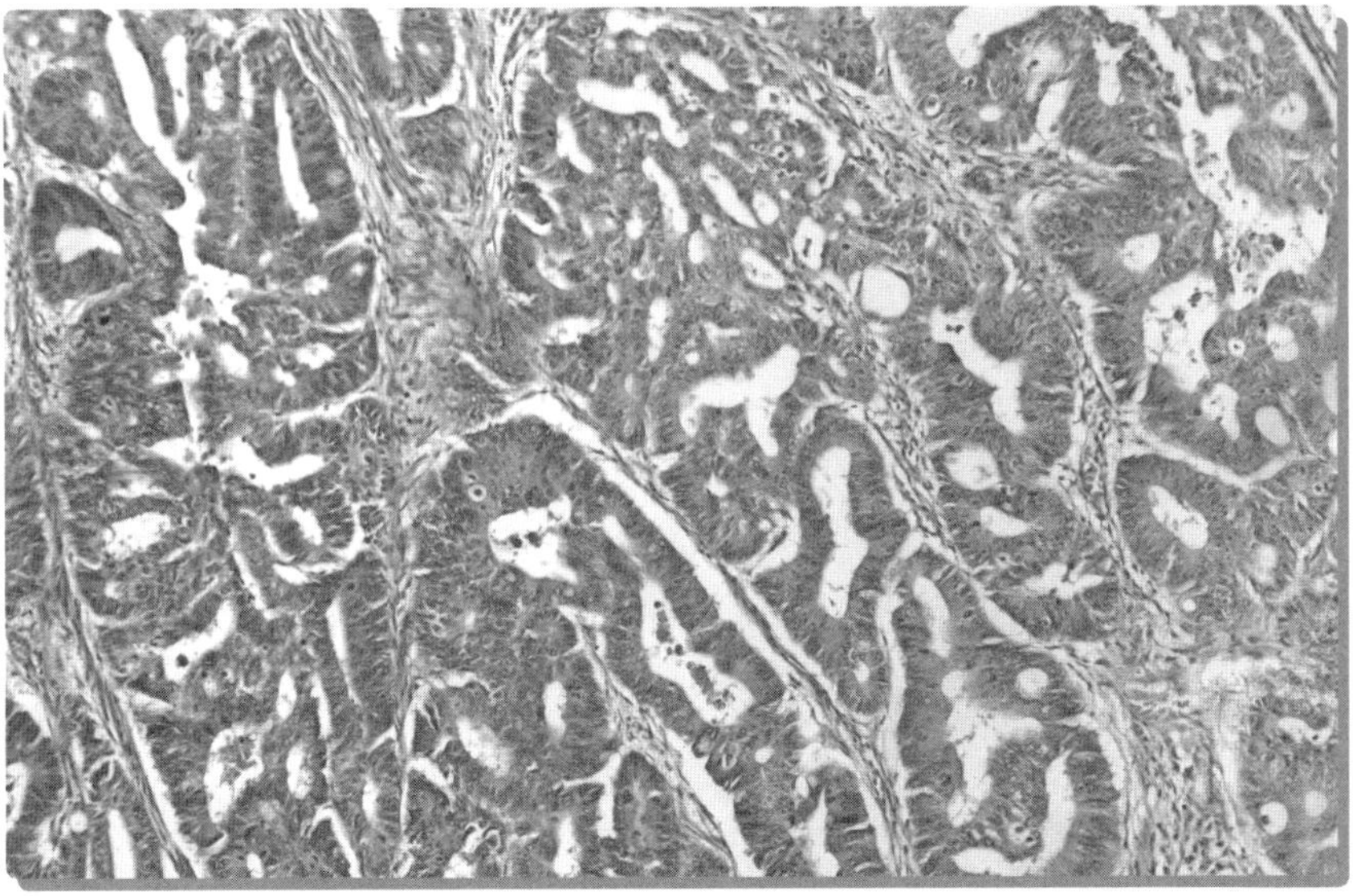

図3・3　腺がんの顕微鏡写真

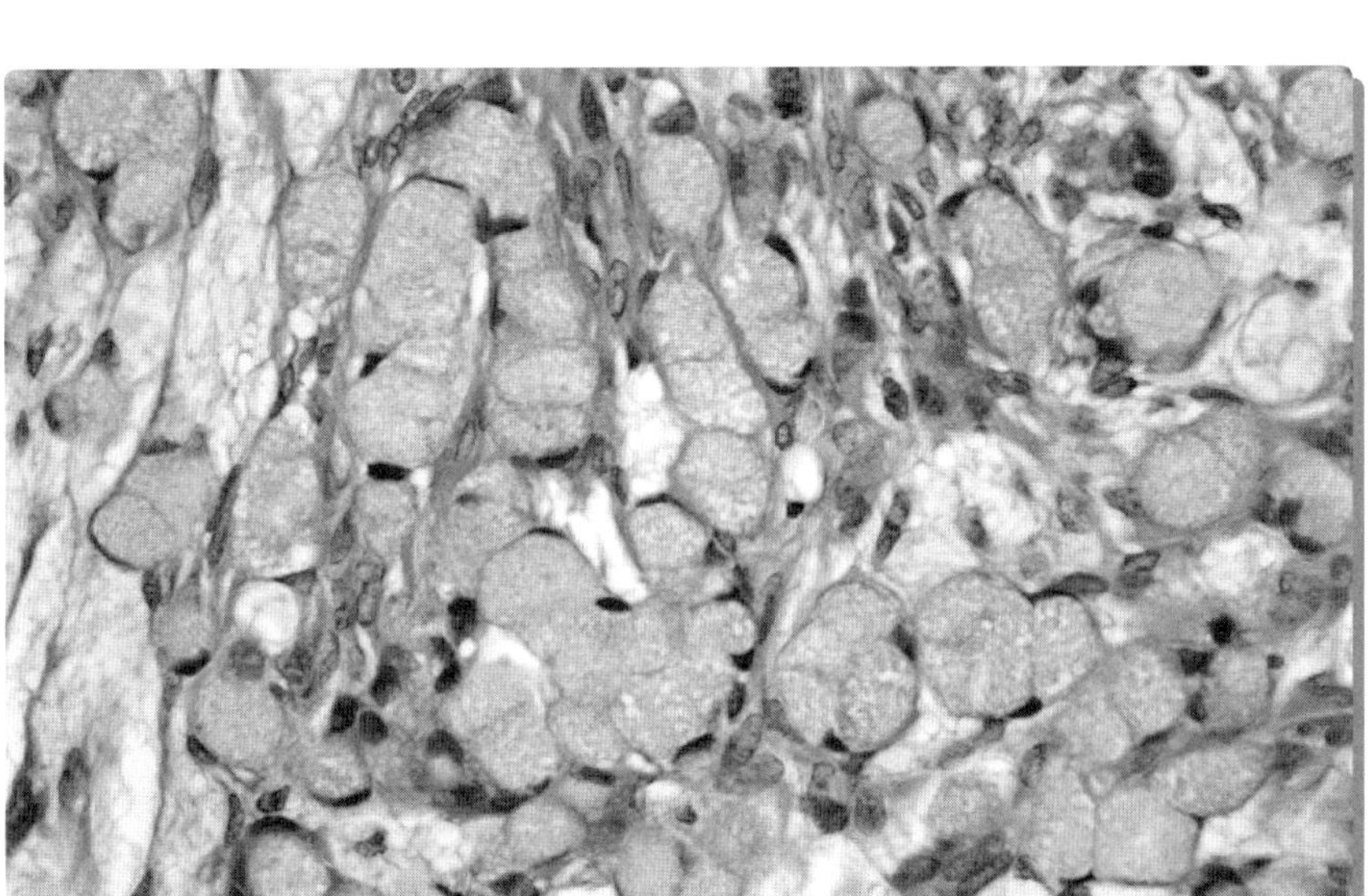

図3・4　印環細胞がんの顕微鏡写真

腺がんの中では、高・中分化型腺がんと乳頭状腺がんでＦＤＧが高集積しますが、粘液がんと印環細胞がんでは、通常、高集積はみられません。

(2) 扁平上皮がん

扁平上皮がんという名称は、細胞の形状が扁平であることに由来し、体表もしくは体表近くを覆っている上皮から発生します。これには皮膚、口腔・咽頭・喉頭、舌、食道、膣、子宮頸部、肺などのがんがあります。

扁平上皮がんではＦＤＧが高集積するのでＰＥＴが大変役立ちます。

(3) その他の組織型

頻度の高い腺がんと扁平上皮がん以外にも、さまざまな組織型が分類されています。ここでは、その他の組織型のうちで特徴的なものについて説明します。

① 乳頭状腺がん

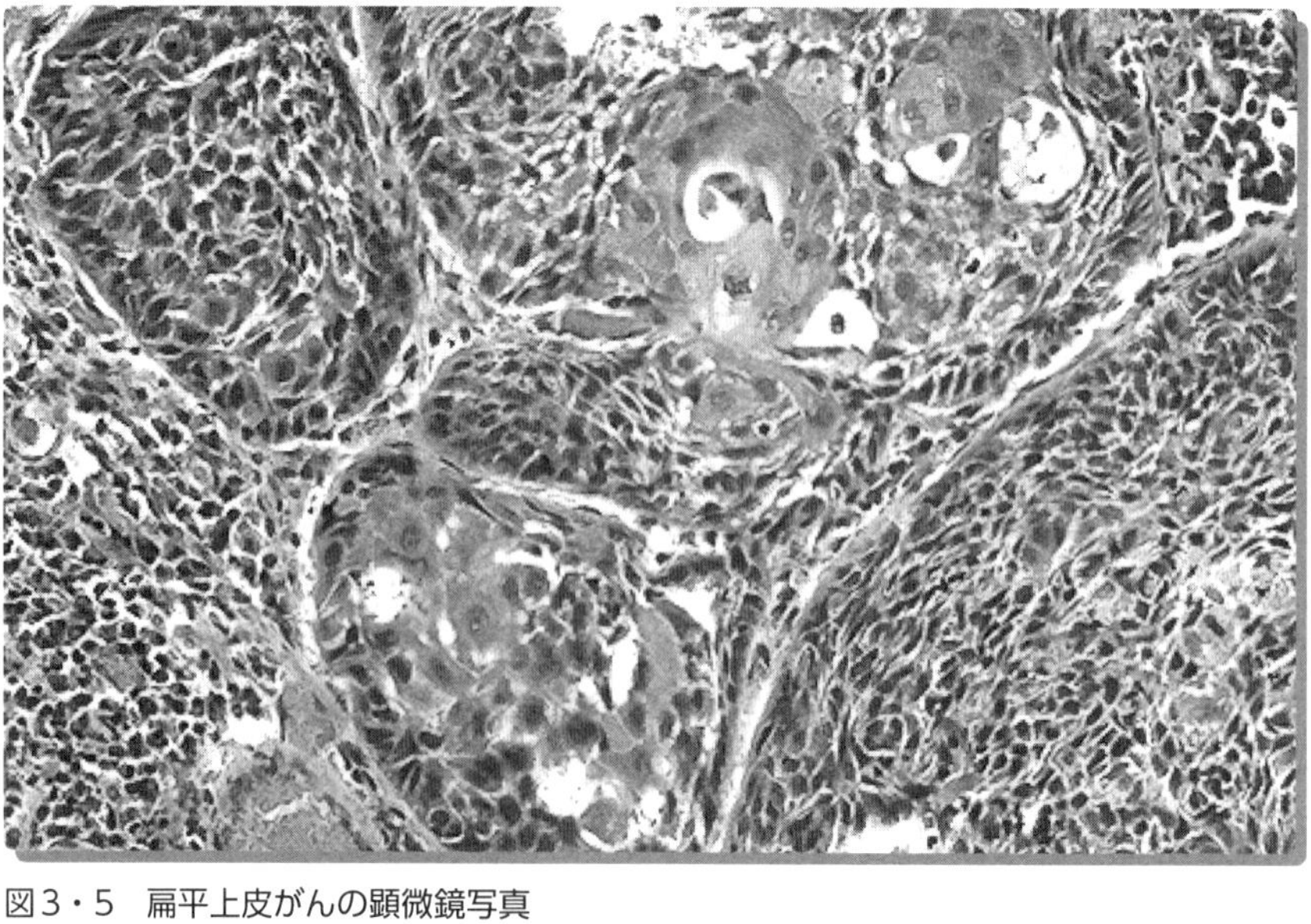

図3・5　扁平上皮がんの顕微鏡写真

先に説明した腺がんに含まれます。乳頭状とは乳首に似た形状ということです。一列に並んだがん細胞がひだをつくるように増殖し、一つ一つのひだ状の突出が、乳頭状になるのです。その結果、腫瘍全体としてがん細胞が占める割合が多く、間質の量が少ない形態になります。

がんの悪性度は比較的低い特徴があるのですが、がん細胞の密度も高いことがあり、このタイプの組織型ではFDGが高集積します。甲状腺がんではこのタイプが最も多く、92・5％が乳頭状腺がんです。他の臓器では多くありません。

②濾胞がん

甲状腺でのみみられる組織型です。顕微鏡で正常の甲状腺組織を観察すると、一列に配列した細胞が、大小さまざまな分泌物（コロイドといいます）を溜池のように取り囲んでいるのがわかります。その一つ一つの単位が「濾胞《ろほう》」とよばれ、その中のコロイド物質に甲状腺ホルモンが貯蔵されています。濾胞を形成する細胞は濾胞細胞とよばれます。

この濾胞細胞が濾胞構造を保って増殖したものが濾胞がんです。濾胞がんは良性の濾胞腺腫との区別がむずかしく、手術して病理検査で確認しなければ良性とがんの区別がつかないケースが多いという問題があります。

甲状腺がんの4.8％は濾胞がんです。乳頭状腺がんに比べると悪性度が高く、肺、骨などに転移を生じます。

なお、濾胞がんでもFDGは高集積します。

③髄様がん

髄様《ずいよう》がんも甲状腺でのみみられる組織型です。甲状腺には、甲状腺ホルモンを分泌する濾胞細胞とは別に、カルシトニンというカルシウム代謝に関わるホルモンを分泌する傍濾胞細胞（C細胞とも呼ばれます）があります。この細胞ががん化したものが髄様がんで、血液検査でカルシトニンが高値になります。

顕微鏡的には、がん細胞が充満し、間質が少ないのが特徴です。ちなみに「髄様」の「髄」は骨髄、脳の髄質（脳の表面は皮質、深部が髄質）など、臓器の中心部で細胞や組織が詰まっている状態をいいます。

甲状腺がんの1.3％は髄様がんで、その3分の1程度が遺伝性です。遺伝性の甲状腺髄様がんでは、他の内分泌臓器（下垂体、副甲状腺、膵臓、副腎）にも腫瘍ができやすい特徴があります。髄様がんは特殊なタイプの甲状腺がんなのです。PETでのFDG集積は必ずしも高くありません。

乳がんにも髄様がんが3～5％みられますが、これは甲状腺でホルモンを産生する髄様がんとはまったく異なり、乳がん細胞が詰まって間質が少ない組織型です。

④ 小細胞がん

名称の通り細胞の形が小さいがんで、悪性度がきわめて高く、急速に増大・進展・転移する特徴があります。

小細胞がんは肺がんの15％を占めます。肺以外では、泌尿器（膀胱、前立腺）、婦人科臓器（子宮、卵巣）、消化管、頭頸部など、多くの部位でみられますが、肺以外での頻度はきわめてまれです。

小細胞がんではFDGが高集積するのでPETが役立ちます。

⑤ 大細胞がん

肺がんでのみみられる組織型です。細胞のサイズが大きいがんで、肺がんの5％を占めます。通常の腺がん、扁平上皮がんに比べると悪性度は高いのですが、小細胞がんほど進行は急速でありません。

なお、大細胞がんではPET検査が役立ちます。

⑥ 未分化がん

体の細胞は臓器ごとに形と性質が異なります。たとえば肝臓の細胞、筋肉の細胞、皮膚の細胞はそれぞれ違います。細胞分裂によって発生した未成熟な細胞が、各臓器で成熟細胞に成長する過程を「分化」といいます。

一方、がん細胞では、正常細胞の形と性質が多く残っている場合を高分化型、わずかな場合を低分化型、全く形跡がない場合を未分化型といいます。

がん細胞では高分化型、中分化型、低分化型、未分化型の順に正常細胞（つまり十分に分化した細胞）の形と性質が残っています。そして高分化型は比較的悪性度が低く、未分化型は正常細胞への分化傾向がまったくなく、最も悪性度が高い治療困難ながんです。

甲状腺がんの1.4％は未分化がんです。甲状腺以外のどの臓器にも発生するのですが、きわめてまれです。なお、未分化がんではFDGが高集積します。

表3・2　がんの早期発見に役立つ検査

がんの種類	超音波	CT*	MRI	PET/CT	内視鏡	細胞診	腫瘍マーカー
甲状腺がん	◎	△	×	◎	×	×	×
肺がん	×	◎	×	◎	×	△	×
乳がん	◎	×	○	○	×	×	×
大腸がん	×	×	×	○	◎	×	×
悪性リンパ腫	△	○	△	◎	×	×	×
膵臓がん	○	△	○	○	×	×	△
食道がん	×	×	×	×	◎	×	×
胃がん	×	×	×	×	◎	×	×
肝臓がん							
原発性	◎	○	◎	△	×	×	○
転移性	◎	○	◎	◎	×	×	×
子宮がん							
頸がん	○	×	○	○	×	◎	×
体がん	○	×	◎	◎	×	◎	×
卵巣がん	○	△	○	○	×	×	△
前立腺がん	×	×	○	△	×	×	◎

◎：非常に役立つ　○：かなり役立つ　△：少し役立つ　×：役立たない
＊：CTは造影なし

▶腫瘍マーカーについて◀

腫瘍マーカーは、がんがあると血中に増加してくる物質で、採血で簡単に調べることができます。ただし、がんがあっても増加せず、がんがなくても増加がみられることがあるため、確実な指標というわけではありません。一般的な利用法は次の1～3です。

1. 体内に腫瘍がある場合に、悪性か良性かの診断で補助的に利用する
2. がんの再発時に増加するケースがあるため、再発の発見で利用する
3. がんの化学療法や放射線治療で、効果があれば減少するので、治療効果を調べるために補助的に利用する

このように、腫瘍マーカーが役立つのは、進行したがんの患者さんが対象の場合です。健常者のがんの早期発見では役立ちません。ただし例外的にPSAは、前立腺がんの早期発見で役立つことが示されています。

代表的な腫瘍マーカー

名称	全表記	代表的ながん
AFP	Alpha-fetoprotein	肝細胞がん
CA15-3	Cancer antigen 15-3	乳がん
CA19-9	Carbohydrate antigen 19-9	膵臓がん、胆管がん、胃がん
CA125	Cancer antigen 125	卵巣がん
CEA	Carcinoembryonic antigen	大腸がん、胃がん
p 53抗体	p53 antibody	食道がん、大腸がん、乳がん
PIVKA-II	Prothrombin induced by vitamin K absence or antagonist-II	肝細胞がん
PSA	Prostate-specific antigen	前立腺がん
SCC	Squamous cell carcinoma	食道がん、肺がん、子宮頸がん

第4章

PETでがんを調べる

1 良性か悪性かを検査

腫瘍が良性か悪性かを区別する目的でＰＥＴを利用することがあります。残念ながら１００％で白黒の区別ができる訳ではありません。しかし、ＰＥＴ検査の結果が治療方針の決定で役立つ場面は数多くあります。その事例をいくつか紹介しましょう。

（1）骨盤内の腫瘍（60歳代女性）

60歳代の女性が、左下肢がむくみ、それが日を追って増大するということで、大学病院での紹介受診となりました。ＣＴ検査によって、左下腹部の骨盤内に拳大《こぶし》の腫瘍が発見されました。そして、左下肢のむくみは、この腫瘍による静脈とリンパ管の圧迫によって生じた症状であることがわかりました。手術で完全摘除しようとすると厄介な部位です。

そこで、この患者さんの腫瘍が良性か悪性かを調べるためにＰＥＴ検査をしたところ、腫瘍に高集積が認められました。その結果、悪性リンパ腫の可能性が高いと考えられました。悪性リンパ腫は、手術よりも化学療法が有効で、診断がつけば摘出手術の必要はありません。

悪性リンパ腫では、そのタイプを決めるのに少量の腫瘍組織片（１㎤程度）が必要なので、ＰＥＴ検査の結果をもとに、腫瘍のごく一部を採取するための開腹生検をしました。そして病理検査の結果は、予想通り悪性リンパ腫でした。

診断確定後は血液内科で化学療法が行われました。この治療が奏効し、腫瘍は縮小・消失して寛《かん》解《かい》が得られました。腫瘍が消失して再然のない寛解とよばれる状態が長く続けば、治癒（完治）が期待できます。

患者さんには、スムーズに確定診断ができたことについて大変感謝されました。

（2）左肺の腫瘍（80歳代男性）

80歳代の男性の左肺に、胸部ＣＴ検査で約2㎝の腫瘍が発見されました。その形状からは良性の可能性が高いと考えられたのですが、組織検査で確定するには、入院して気管支鏡検査をしなければなりません。

そこでＰＥＴで調べることにしましたが、異常集積は認められませんでした。しかし、進行の遅いがんまでも確実に否定することはできないので、半年に1回程度のＣＴ検査を行い、サイズの増大がないかを経過観察することになりました。

その後5年ほど経過を見たのですが、腫瘍に著しい変化は認められず、良性腫瘍として通院打ち切りとなりました。ＰＥＴで異常集積がなかったので、負担のある組織検査を回避できた例です。

（3）多発骨髄腫と腹部の腫瘤（60歳代女性）

多発性骨髄腫で化学療法を受けて寛解の状態にある60歳代の女性が、腹部に腫瘤《しゅりゅう》があるということで、紹介受診されました。

ＣＴ検査では、右上腹部に鶏卵大の腫瘍が認められました。しかし良性か悪性かの区別がつきません。そこでＰＥＴ検査を行ったところ、腫瘍に高集積が認められました。

悪性腫瘍の可能性が高いために、開腹手術で摘出することになりました。開腹すると、十二指腸から壁外に発生・増大した腫瘍があったので、胃・十二指腸の一部を合併切除し、全摘出しました。そして摘出標本の病理組織検査の結果、多発性骨髄腫の転移と判明しました。

多発性骨髄腫での十二指腸転移はめずらしく、またＰＥＴがその発見に役立ったことで、同様の症例（多発性骨髄腫の髄外転移の発見）にＰＥＴが有効であることを主旨とした症例報告を英文で書きました。この手術の後、5年以上にわたってＰＥＴ検査もしながら経過をみましたが、その後は再発もなく経過しました。

このように腫瘍が良性か悪性かの区別にPET検査が行われる場合があります。たとえば、頭頸部の腫瘍、肺腫瘍、腹部・骨盤の腫瘍、がんで手術をした後に他の検査で発見された腫瘍などで適用されることがあります。しかしその診断の正確度は100%ではありません。

(4) リンパ節の腫大(60歳前後の女性)

60歳くらいの女性の事例です。早期胃がんの内視鏡治療後の経過観察中に、CT検査でリンパ節の腫大が認められました。

良性か悪性かの区別のためにPET検査を行ったところ、そのリンパ節に集積が認められました。リンパ節転移再発の疑いがあるので、開腹してリンパ節生検を行いました。その結果は良性のリンパ節炎でした。炎症であっても集積がみられるので、個々のケースで慎重な判断が必要です。

PETで「黒く写ればがん、写らなければがんではない」というように単純には判断できません。しかし現時点では、PETで写れば組織検査に進み、写らなければ経過観察する、というのが基本的な姿勢です。

良性か悪性かの判定で保険適用となるのは、次に挙げるがんが強く疑われる場合です。それらは、頭頸部がん、肺がん、乳がん、大腸がん、転移性肝がん、腫瘤形成性膵炎との区別が困難な膵がんです。

2 進行度を診断するための検査

がんと診断された場合は、その進行度が問題となります。この進行度が「臨床病期」と呼ばれることは3章で説明しました。がんと診断され、治療前にPET検査が行われるのは、多くの場合この病期がどの段階かを決めるためです。特に、リンパ節転移と遠隔転移がないかを調べるために実施されます。

臨床病期診断でPETが役立つかどうかは、がんの種類によって異なりますが、悪性リンパ腫では特にＰＥＴ検査が重要で、治療開始前に実施されるのが一般的です。

3 転移・再発の診断

手術でがんを切除しても、がん細胞がどこかに残っているとその細胞が増殖し、術後の定期検査で発見されることになります。たとえば大腸がんでは、術後の2～3年以内をピークに再発が発見されます。これは手術時に残っているがん細胞が増殖し、画像診断で発見されるサイズにまで増殖したということです。

手術前と手術後の経過観察中の検査で「転移なし」とされたとしても、それは「画像診断で検出できるサイズのものはない」というにすぎません。画像診断の限界は、顕微鏡的ながんの転移を診断できないことです。

実は、顕微鏡でもがん細胞を見逃すことがあるのです。たとえば1㎝大のリンパ節であっても、顕微鏡でリンパ節全体を隅から隅まで調べている訳ではありません。がん細胞1個1個が集まってがん病巣を形成しており、そのがん細胞1個のサイズは20～１００㎛（マイクロメーター：１㎛は１０００分の１㎜）です。大きさ１㎝のリンパ節に転移がないかを調べる場合、通常の病理検査では、リンパ節を細かく切り刻み、その断面を数ヵ所調べます。ですから、その断面をはずれた微小転移は見逃されてしまいます。

通常の病理検査では転移なしとされた食道がんの症例について、リンパ節約４００個を、通常の検査に追加してさらに細かく切り刻み、そのすべての断面を調べたところ、20％近くに転移が認められたという研究報告もあります。

断面を増やしていけばがん細胞検出の感度は高くなりますが、手間がかかりすぎます。転移がないことの証明は非常にむずかしく、１００％転移なしとは言い切れないのです。

再発とは、治療時にすでにあった微小な転移が、治療後徐々に増大し、画像診断で発見されるようになったものです。この転移・再発の検査として、PETは多くの場合で役立ちます。

PETの利点は、広い範囲を調べられることです。頸部から骨盤までの範囲で、肺、肝臓、腹膜、リンパ節、骨などの複数の臓器に転移の所見がないかを、一度でみることができるのです。特に、腹膜転移は他の検査では診断がむずかしいので、PETが役立ちます。ただし、脳転移については脳のMRI検査、肝転移については肝臓のMRI検査、肺転移についてはCT検査が優れています。餅は餅屋で、PETは万能ではありません。

4 定期検査

がんの治療後は、なるべく早く再発を発見するために定期的に経過観察をします。がん細胞を放置しておくと通常は増大し、画像診断で発見できるようになります。

がんの増大速度は、腫瘍体積が倍増するのに要する時間（これを倍加時間といいます）で示されます。増殖速度の速いがんでは倍加時間が2～3ヵ月と短く、遅いがんでは1年というように長い場合もあります。これにより、画像診断で発見される時期、すなわち治療後に再発が発見されるまでの期間が違ってきます。

最適な定期検査の期間というものが定まっている訳ではありません。私自身は、たとえば大腸がんの手術後に経過観察する場合、多くの患者さんでは3ヵ月ごとですが、再発のリスクに応じて1～6ヵ月間隔で定期検査を実施しています。

この定期検査でPETを実施することは保険適用になっていません。定期検査でPETを用いたことで、使用しない場合に比べて治療成績が改善したとのデータがまだないという、医療経済的な理由です。しかし定期検査の経過中に再発が強く疑われる場合には、実施されることがあります。

5 がんの診断で行われる他の検査

PET以外の検査のうちCTとMRIについては1章1節の「6 画像検査とは」で述べたので、ここではそれ以外について説明します。また、「がんの早期発見に役立つ検査」の表（71ページ）も合わせて参考にしてください。

(1) バリウム検査

バリウムは、消化管の造影検査で用いられます。バリウムは白色の粉末状で、使用直前に水に溶解します。

胃のバリウム検査は、正式には上部消化管造影検査と呼ばれます。まず、水に溶けると炭酸ガスを発生する発泡剤を内服し、胃壁を伸展させます。そしてバリウムを服用後、レントゲン透視台の上で体位の変換を繰り返し、胃の内面にバリウムをまんべんなくコーティングします。

体位変換によってバリウムの量と空気の量を微妙に変える二重造影法により、半透明の胃袋のレントゲン写真を撮ることができ、微細病変の形状を調べることができます。この二重造影法は、日本で発明・開発された診断法です。

胃のバリウム検査で異常があった場合は、内視鏡検査での再確認・生検が必要となります。このため胃がんの発見では、はじめから内視鏡が使用されることが多くなりました。

大腸のバリウム検査は、注腸造影検査と呼ばれます。食事制限と下剤で大腸を空っぽにし、肛門からバリウムと空気を注入してレントゲン写真を撮るものです。二重造影法により、半透明の大腸全体の写真をとり、ポリープやがんがないかなどを調べます。

注腸造影検査で異常が見られた場合は、大腸内視鏡での確認・生検が必要となります。このため、胃の検査の場合と同様に、最近でははじめから大腸内視鏡検査が行われることが多くなりました。

(2) 内視鏡での検査

食道・胃・小腸・大腸の消化管がんは、発生する粘膜側から直接検査することで異常を発見しやすくなります。内視鏡の先端部に、デジカメで使用されるような画像センサーが組み込まれており、消化管内腔の画像がモニター画面に映し出されます。したがって検査施行医のほかに、多くの人が同時に観察できます。モニターテレビの画像は高解像なので、微細な病変の観察にも優れています。

日本では胃がん検診の発達によって、胃がんの50%が早期がんで発見されるようになりました。胃がん死亡率が減少したのは、検診の普及と胃内視鏡の進歩によるものです。

胃を進展させて近接してみると、多くの場合小病変であっても明瞭に見えます。胃の小さな早期がんの手術をし、切除した胃を開いて肉眼で見ても、術前の内視鏡検査で指摘されたがんの所在がわかりにくいことがあるほどです。それほどに内視鏡では、微細な変化を捉えることができます。

大腸内視鏡では、大腸ポリープを発見できます。ポリープとは、組織が一部突出・隆起したものの総称で、消化管（食道、胃、大腸）、気道（鼻腔、喉頭、気管）と胆嚢《たんのう》などに発生します。これらの臓器には、管腔・内腔があり、粘膜で囲まれています。この粘膜が管腔・内腔内に突出・隆起したものが、ポリープです。

大腸ポリープには、いくつかの組織タイプがあります。その代表は腺腫《せんしゅ》と呼ばれるポリープです。良性ですが大腸がんの多くが腺腫から発生するとされ、前がん病変と考えられています。大腸内視鏡検査は、この大腸ポリープ（腺腫）の発見で最も有力です。観察するだけでなく、切除・治療もできます。

大腸内視鏡では、検査にともなう苦痛が問題になるかもしれません。最近の内視鏡は進歩し、挿入もしやすくなりました。しかし苦痛なく盲腸にまで到達する技術を身につけるにはかなりの経験が必要で、検査施行医の熟練度が関係してきます。それゆえ、鎮痛剤・鎮静剤を静脈注射で使用することもあります。

まったく苦痛なく数分で終わる場合もあれば、30分以上がんばっても深部の挿入に手間取る場合もあります。これはかなり熟練した検査医の場合でもそうです。特に大腸の長い人や、腹部手術の既往があって大腸に癒着がある人は挿入困難となり、時間がかかることがあります。

現在は小腸内視鏡も普及してきました。開腹手術時に小腸の長さを測るとほぼ3mになりますが、腸間膜を切り離して延ばして測定すると、5〜6mあるとされます。

従来小腸はあまり検査されませんでした。がんなどの重要な疾患の頻度が胃と大腸に比べて低いことと、小腸を特別に調べる検査がなかったことによります。最近は挿入技術の開発で、口側からでも肛門側からでも小腸の全域が観察可能になりました。

また、カプセル内視鏡も行われるようになりました。小指の先ほど（長径2.6㎝）のカプセル型の内視鏡を飲み込んでおくだけで、1秒間に2枚の画像を撮影し、腰につけた受信機に送信してきます。カプセルを回収する必要はありません。被検者は通常の生活をしていればいいのです。

ただし、小腸の蠕動《ぜんどう》運動にのって進むので、観察したい場所に止まりません。胃や大腸の内視鏡検査では空気を注入して膨らませることで観察しやすくしますが、カプセル内視鏡では一定の場所を詳しく観察することはできません。また組織を一部とって調べる生検、あるいはポリープの切除、出血の止血などの治療もできません。

(3) 超音波検査

超音波診断装置の原理は、魚群探知機と同じです。いたずらで水槽の金魚を超音波検査装置で見ると、目玉をギョロギョロしながら泳ぐさまが非常に鮮明に（もちろんモノクロで）リアルタイムで観察できて、小さな感動を覚えました。

超音波装置は、ヒトの耳には聞こえない高周波数の超音波を発信し、その反射波を画像化しています。ヒトの可聴周波数は20Hz～20kHz（二万Hz）です。通常の超音波検査に用いられる超音波は、その１００倍以上の３５０万Hz（3.5MHz）です。

超音波装置は、周波数が高いほど（波長が短いほど）良い画像が得られますが、生体による吸収が大きくなり、深部の観察ができなくなります。そこで、体表の甲状腺では7.5MHz、腹部の検査では3.5MHzのプローブ（探触子）が用いられています。

超音波は空気があると拡散してしまうので、肺やガスの多い腸は体表からの観察ができません。また、超音波は骨を貫通できないので、肋骨《ろっこつ》を避けて検査します。検査対象は、頸部、乳腺、腹部、骨盤部など、中に空気のない臓器（これらを実質臓器といいます）です。

通常、検査は超音波検査士の資格をもった臨床検査技師が担当しますが、医師が担当することもあります。超音波を発信・受信するプローブを体表にあて、プローブと体表の間に空気が入り込まないようにゼリーを塗って検査します。

(4) 骨シンチグラフィー

これは骨転移を調べる検査です。検査範囲は、頭部から足の先までの全身です。あらかじめアイソトープを静脈注射し、３～4時間したらシンチカメラで撮影します。撮影時間はおよそ20分程度で、苦痛のない検査です。進行した乳がん、前立腺がんではよく行われます。

骨シンチで使用されるアイソトープはテクネシウムで、骨新生の盛んな部位に集積します。骨シンチで異常集積が見られた部位をホットスポットといいます。この部位の異常を、レントゲン、ＣＴ、ＭＲＩで確認する場合があります。骨シンチで写っても転移とは限らないからです。骨転移以外に、骨折、関節炎、骨髄炎でも集積します。

骨転移は血行性転移で生じ、骨にがんが転移すると、その部位に骨変化が生じます。この変化は、造骨性変化と破骨性（溶骨性）変化に分けられます。造骨性の変化では骨新生が活発で、骨シンチでホットスポットになります。しかし破骨性（溶骨性）の骨転移ではホットスポットになりません。つまり骨シンチは、転移そのものではなく、転移の結果生じた骨新生を見ているのです。ですから、骨シンチで写らない転移も念頭に置く必要があります。

骨シンチによる骨転移の検出率は高く、全身骨のスクリーニングとして一般的に行われています。

6 がんの治療効果の評価法

抗がん剤治療の効き目を調べるには、主にＣＴ検査が行われます。抗がん剤治療を続けるか、変えるか、止めるか、を決めるために行われるものです。治療効果を評価する際には、世界的に使用されているＲＥＣＩＳＴ（Response Evaluation Criteria in Solid Tumors）の基準が適用されます。これは腫瘍サイズの変化で判定するもので、小さくなれば有効、増大すれば無効と評価されます。

しかし、この判定法の問題点も指摘されています。たとえば、リンパ腫を含めたある種のがんでは、効果があっても腫瘍の縮小がわずかな場合があります。また、腫瘍のサイズが変化するには一定の時間がかかります。小さくなるまで待つとすると、その間は抗がん剤治療の負担が続くことになります。逆に、効果がないとしても、サイズの変化を確認できるまでは無効な抗がん剤を使い続けることになります。

そこで、形態的なサイズの変化ではなく、ＰＥＴを活用して形態変化に先行する代謝の変化で治療効果を評価する方法が提案されています。具体的には、ＰＥＴで糖代謝が30％以上低下すれば有効と考えるのです。この評価法は、ＰＥＲＣＩＳＴ（PET Response Criteria in Solid Tumors）という基準として提唱されています。

この評価法は、まだ十分に普及するに至っていませんが、今後はもっと活用されると思います。

なお、現時点でPETでの治療効果の評価が保険適用となっているのは悪性リンパ腫のみです。

7 放射線治療でのPETの活用

がんの局所療法として、放射線治療が行われています。その照射範囲を決める際に、PETの結果が役立ちます。

60歳代の女性が、結腸がんの手術後の再発で大学病院に紹介受診されました。腫瘍マーカーのCEAは193 ng/dL（正常値は5 ng/dL以下）で、異常な高値でした。持参のPET画像では、腹部のリンパ節（大動脈周囲のリンパ節）に異常集積が認められ、他の部位に異常集積は認められませんでした。明らかに腹部リンパ節の再発ですが、再手術の困難な部位なので、全身化学療法または放射線治療が選択されます。しかし、両者の治療効果を予測する手だてはありません。

そこで、事前に放射線治療医とよく相談し、全身への影響が少ない放射線治療を開始しました。嬉しいことに、腫瘍マーカーは速やかに下降し、3ヵ月後には正常範囲にまで下がりました。PETでも異常集積は消失し、完全寛解となりました。その後は約3ヵ月ごとにCEAの採血検査を続け、PETでも再燃のないことが確認されました。

治療後5年以上が過ぎて、もう大丈夫、安心となり、ある外来定期受診日に、お祝いだとニコニコしながら焼酎を持ってきてくださいました。私も治療が功を奏して嬉しく思いました。医者冥利につきます。

PETで照射範囲を確認して（もちろん造影CT検査の結果も参考に）再発リンパ節に限定した放射線治療によって完全治癒がえられたことは、特筆できると考えられたので、他施設からの報告も含めて論文を書きました。これは、私にとって貴重な英文症例報告となりました。

このケースでは放射線治療が奏功したのですが、それはこの患者さんのがんが放射線に感受性があったからです。逆に、もし放射線抵抗性ならば完全治癒は望めなかったでしょう。放射線治療への感受性を治療前または治療開始後速やかに予測できればいいのですが、まだ研究段階です。

放射線治療の対象疾患には、頭頸部がん、食道がん、肺がん、子宮頸がん、悪性リンパ腫などがあります。保険診療では、「照射範囲の決定」目的でのＰＥＴの適用は認められていませんが、放射線治療という局所療法が選択できるかを確認するため、つまり他の部位に転移がないことを確認するための「転移検索」での適用は認められています。

8　PETの限界について

限界を明らかにすることは、可能性を明らかにすることと表裏一体です。ＰＥＴの限界を正しく理解しておけば、ＰＥＴ検査の結果は、診断や治療を一歩進めるのに役立つでしょう。

第一の限界は、腫瘍体積です。ＰＥＴで検出できるのは、腫瘍体積がある程度の大きさを超えたものです。大まかにいうと１㎤以上です。これは大きいという印象があるでしょうが、通常どの臓器のがんでも１㎤は早期の段階です。肺がん、乳がん、大腸がんなどは、腫瘍の形状が球形で体積があるのでＰＥＴ向きです。一方、食道がん・胃がんのうち、粘膜の表層を横に広がって伸展する表在がんは、薄っぺらで腫瘍体積が小さいのでＰＥＴは不向きです。このタイプのがんの多くは、内視鏡で直接内側から観察することで容易に発見できます。

第二の限界は、組織型です。前章で述べたように、がんにはいろいろな組織型があり、組織型によりＦＤＧの集積程度に差があります。特にがんの細胞密度が低い組織型では、腫瘍全体としての集積程度が低くなります。胃がん、大腸がん、卵巣がんでの粘液がん、胃のスキルスがん（5章の108ページを参照）、一部の膵臓がんなどです。これらの腫瘍では、腫瘍全体に占めるがん細胞の量に比べ、間質組織が多く、腫瘍全体としてFDGの高集積はみられません。

第三の限界は、がん細胞の代謝です。ブドウ糖は、がん細胞に取り込まれると完全に代謝されます。しかしFDGは、代謝の途中で細胞内に停滞・蓄積するのでPETで写ります。具体的にいうと、血液中のFDGが細胞に取り込まれると最初の代謝を受けるのですが（第一関門通過）、次の代謝は受けません（第二関門は通過しない）。また、第一関門を逆戻りできないので、細胞内に蓄積するのです。

しかし、肝細胞がんは特殊です。第二関門を通過できないのは同じですが、第一関門を逆戻りできるのです。そのため、FDGは細胞内に停滞・蓄積しません。この第一関門を逆戻りする鍵となる酵素が、ブドウ糖リン酸化酵素（G6Pase）です。肝細胞がんにはこの酵素があり、FDGが蓄積しないために、PETで濃く写りません。腎臓がんと前立腺がんでも、この酵素がみられることがあります。他の多くのがん細胞には、この酵素がないのです。

第四の限界は、背景（バックグラウンド）です。PETの正常像をみると、肺は薄く写り、脳は濃く写ります。臓器によってFDGの集積程度に違いがあるのです。そのため、たとえば肺がんで脳転移がある場合、PETで肺がんはわかるのですが、脳転移は識別困難となります。

PETでがんを検出できるのは、背景よりもFDGの集積が高く、コントラストがつく場合です。背景臓器でFDGの集積が高いと、がんの集積程度によっては識別できなくなります。臓器では、脳以外に尿路（腎《じん》盂、尿管、膀胱）です。膀胱がんは、尿中のFDGに隠れて識別できません。また、胃、大腸に生理的集積が高いと、やはりがんを識別しにくくなります。

第5章

各種がんのPET検査

1 脳腫瘍

(1) 脳腫瘍には原発性と転移性がある

脳腫瘍には、原発性と転移性があります。脳自体に発生したものが原発性脳腫瘍、他の臓器のがん（たとえば肺がん）が脳に転移して生じたものが転移性脳腫瘍です。

本章では、原発性脳腫瘍の方を単に脳腫瘍と記します。脳腫瘍は全がんの約2%なので、まれな腫瘍といえます。脳腫瘍の約3分の1は悪性で、それ以外は良性もしくは良性と悪性の境界領域の腫瘍です。

(2) 脳腫瘍の検査はMRIがベスト

脳腫瘍は脳神経症状を契機に発見されますが、最近では頭部のCT検査やMRI検査によって無症状の脳腫瘍が偶然発見される場合があります。脳腫瘍を調べる検査では、MRIがベストです。

(3) 脳腫瘍でPET検査が行われるケース

いろいろながんでPET検査が行われていますが、脳腫瘍のPET検査はわずかです。理由は3つあります。まず、脳腫瘍の頻度が低いこと、次に、脳は生理的集積が高くて脳腫瘍の検出に利用できないこと、そして、脳腫瘍が他臓器に遠隔転移するのはまれなので、転移の検索に利用されないことです。

それでもPET検査が行われるケースがあります。それは、すでに脳腫瘍があることがわかっている場合で、次の3つのケースがあります。

第一は、脳腫瘍での集積程度を調べるためです。集積が低ければ、慎重な経過観察も選択されます。高集積するならば、生検もしくは治療が考慮されます。生検する場合、最も集積が高い部位をねらうのです。

第二は、放射線治療をする場合です。正常脳への照射を極力抑えるために、PETによる集積範囲の情報を参考にするのです。

第三に、放射線治療後に脳に腫瘍様の組織残存がみられることがあるので、それが治療後の瘢痕《はんこん》なのか腫瘍の遺残なのかを区別するためにPET検査が行われます。

2 頭頸部がん（甲状腺がんを除く）

(1) 頭頸部がんの90％以上は扁平上皮がん

頭頸部とは、脳頭蓋以下の頭部と頸部を合わせた範囲をいいます。比較的狭い範囲ですが、鼻腔、副鼻腔、口腔、咽頭、喉頭、唾液腺などを含め、数多くの領域からなる複雑な解剖学的特徴があります（図5・1参照）。この領域には、咽頭がん、喉頭がん、舌がんなどありますが、がん全体からみると数％ですから、頻度は高くありません。

この領域のがんで共通した特徴は、90％以上が組織学的に扁平上皮がんであることです。これは重要なことです。なぜならば、扁平上皮がんにはFDGが高集積するという性質があるのでPETが役立つ機会が多いからです。

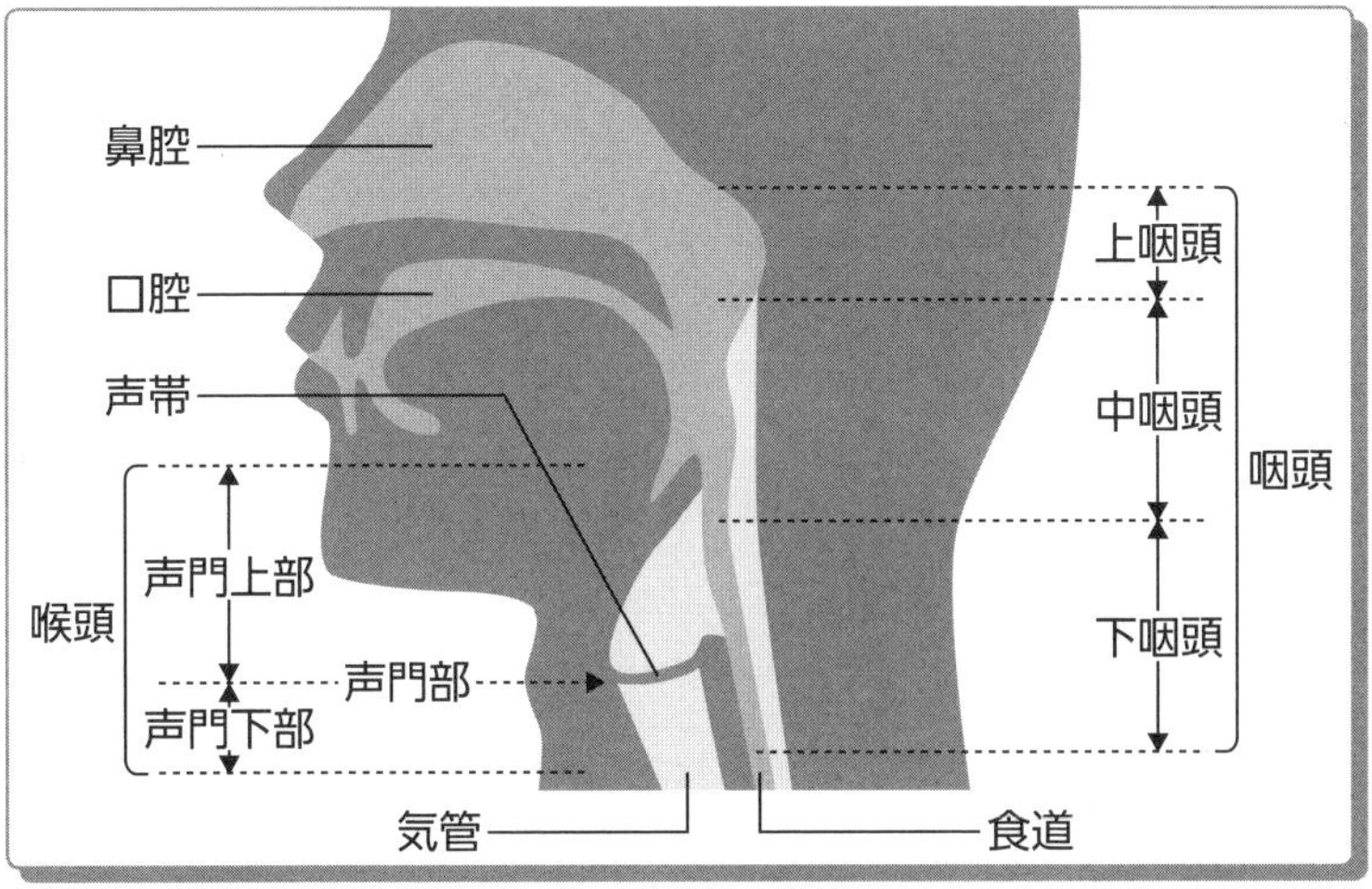

図5・1　頭頸部の構造

特記すべきは、特に下咽頭がんでは25～30％もの頻度で、同時期または別の時期に食道がんが見つかることです。

（2）頭頸部がんの検査

がんの疑いがある場合は、一般に顕微鏡検査のために組織のごく一部を採取します。検査法は、内視鏡観察下での生検か、注射器で皮膚から細い針を刺して細胞を吸引採取する穿刺《せんし》細胞診です。組織採取ができない部位では、超音波、CT、MRIでがんに特徴的な所見がないかを調べます。

がんと診断されたら、進行程度（臨床病期）を判断します。そのために、局所の広がり、頭部リンパ節転移の有無、そして遠隔転移の有無を調べます。臨床病期が決まったら、それに従って治療を進めることになります。

（3）PET検査を行う3つのケース

先に、頭頸部がんの90％以上は扁平上皮がんであり、FDGが高集積するのでPETが役立つと述べました。医師側からいうと、PETが役立つ3通りのシナリオがあります。

〈第一のシナリオ〉頭頸部がんでは、初発症状で頸部リンパ節転移が発見されることが少なくありません。その中には、CT検査、MRI検査、内視鏡検査などの従来の検査では原発巣が不明の場合があります。その頻度はだいたい3～5％です。医師は、原発不明がんの原発巣を検索するためにPETを施行します。その結果、原発巣が判明するのは、高く見積もって30％です。

〈第二のシナリオ〉頭頸部がんと診断され、それがごく初期のがんでない場合、医師は頸部リンパ節の転移を調べるためにPETを施行します。ちなみに、リンパ節転移があると治療成績は50％低下することがわかっています。

〈第三のシナリオ〉治療後にがんの遺残がないかを調べるためにPETを施行します。頭頸部は解剖学的に複雑で、形態画像（CT、MRI）では輪郭、境界の区別をしにくいことがあります。特に治療後は、変形、瘢痕も生じるのでわかりづらくなります。その点ＰＥＴ画像は白か黒かで判別できるのでわかりやすいのです。検査時期は、治療終了後しばらく期間をおくのがよいとされます。その理由は、特に放射線治療後しばらくの期間はがん周囲の健常組織に放射線に対する反応が残存し、その影響がＰＥＴ画像にでるからです。化学放射線治療後のＰＥＴ検査では、２〜３ヵ月後がベストタイミングとされています。

3　甲状腺がん

(1) 気づかれにくく進行も遅いがん

甲状腺がんの罹患数は全がんの約1.3％ですから頻度の低いがんです。しかし剖検《ぼうけん》（病死者の遺体を解剖して調べること）例で甲状腺を精密に調べると、20％以上に微小がん（１㎝以下）が発見されるということです（日本でのデータ）。顕微鏡的には高頻度ですが、その大多数は気づかれることなく経過していることになります。

実際に多くの甲状腺がんは進行が緩徐で、きわめて生命予後がよく、５年生存率は95％を超えます。ただし例外的に急速に増大するタイプの進行がん（甲状腺未分化がん）が1.4％に存在します。

最近は超音波検査やＰＥＴ検査で偶然発見される甲状腺がんが増加しましたが、微小で転移のない場合は、注意深い経過観察も選択肢のひとつになっています。

小児期での放射線被曝が、甲状腺がんの発生に関係することがわかっています。原発事故による被曝で、小児甲状腺がんの発生が増加しています。放射線治療での高照射も、甲状腺がんの発生を促します。しかしこれは小児期に限ったことです。20歳以上では、いずれの場合もがんの増加はほとんど認められていません。また病院での放射線検査による被曝でがんの発生率が増加したという報告もありません。

（2）甲状腺がんの超音波検査

甲状腺に腫瘍があれば、超音波検査が行われます。そしてがんの可能性がある場合には、皮膚の表面から注射器を刺して細胞を吸引採取する穿刺吸引細胞診が行われます。こうして採取した細胞を顕微鏡で調べるのです。

がんと診断が決まった場合は、頸部リンパ節に転移がないかを超音波で調べます。

（3）PET検査で偶然発見される

甲状腺がんは罹患数では少ないのですが、PETで偶然発見されるがんとしては3本の指に入ります。その理由は3つ考えられます。

① そもそも顕微鏡的調査によると、1㎝以下の甲状腺がんが20％も存在すること

② 甲状腺がんの大多数でFDGが高集積すること

③ 頸部は胸腹部と異なり、PET撮影時の呼吸性移動がなく、かつ体表面に近くて放射線減衰の影響が少ないという部位的な好条件があること

②について補足説明をしておきます。甲状腺がんの組織型では、乳頭がんが圧倒的に多く（92・5％）、濾胞《ろほう》がん（4.8％）、髄様がん（1.3％）、未分化がん（1.4％）、その他となります。

乳頭がんでは特にFDGが高集積するので、7～8㎜の微小乳頭がんも検出できます。ただし、PETでは良性の腺腫でも高集積がみられます。したがってPET単独では良性・悪性の区別ができないので、超音波検査や穿刺吸引細胞診での精査が必要です。

甲状腺がんの転移・再発診断では、PETが役立つと思われますが、それを裏づける研究報告はあまりありません。その理由は、甲状腺がんが頸部リンパ節以外に転移・再発をもたらすケースが少ないからだと思われます。頸部リンパ節は、超音波検査で比較的簡便に調べることができます。

しかしまれに、頸部を超えて広く転移するケースもあります。

現在までに明らかになっているのは、放射性ヨウ素によるシンチグラフィー（ヨウ素シンチ）で陰性の場合にＰＥＴが役立つ、ということです。これには少し説明が必要です。

甲状腺がんで甲状腺全摘手術を受けた後に発生した転移・再発では、放射性ヨウ素（Ｉ－１３１）の内用療法が行われることがあります。つまり、放射性ヨウ素の入ったカプセルを服用すると、甲状腺がんはヨウ素を取り込む性質があって転移巣に集積するので、放射線治療の効果が得られるのです。

この治療を実施できる施設は限られますが、腫瘍・免疫核医学研究会のホームページで閲覧できます（http://oncology.jsnm.org/iodine/list/thyroid/）。

問題は、放射性ヨウ素を取り込まないタイプの転移があることです。その場合は、内用療法ができません。そのようなケースでＰＥＴが役立つとする報告が数多くあります。こうしてＰＥＴで転移巣が確認できれば、手術で切除を検討することになります。

甲状腺がんの転移・再発の診断では、ＰＥＴファーストではなく、ヨウ素シンチファーストなのが現状です。

4　肺がん

(1) がんによる死亡数で第1位

肺がんは、日本でのがん死亡の第1位です（２０１１年）。米国、英国、韓国、中国など他の多くの国でも同様であり、がん対策で関心の高いがんのひとつです。この肺がんでは、ＰＥＴは世界的によく利用されています。

ＰＥＴ先進国の米国では、１９９０年代にがん診療でＰＥＴの保険支払いが認められるようになりましたが、その最初が肺がんでした。日本では、それより遅れて２００２年に肺がんが保険適用になりました。初期のＰＥＴの定着ではおよそ10年の差がありましたが、現在ではＰＥＴ装置の台数、診療での定着、国際学会・論文での研究発表数からみて、日本はＰＥＴ先進国です。

日本では、２００２年にＰＥＴ／ＣＴ装置の第1号機が導入され、いまでは多くの施設でＰＥＴ専用装置に代わりＰＥＴ／ＣＴ装置が導入されています。いまやＰＥＴ／ＣＴ検査は、肺がん診療で欠かすことができなくなりました。

肺がんには、原発性肺がんと転移性肺がんがあります。転移性肺がんは他の臓器のがん（たとえば乳がん、大腸がんなど）からの転移です。転移性肺がんについては、それぞれの臓器の項目で説明することにして、ここでは原発性肺がんについて説明します。

（2）肺がんの検査ではCTが基本

胸部レントゲンは、検査が簡単で読影もさほど手間がかからないので、胸部陰影の経過観察には大変役立ちます。しかし、肺がんの発見と精査では、残念ながら肋骨・脊椎、心臓・肝臓と重なる部位で見逃しが生じます。また形状を精密に調べることはできません。

肺がんの検査ではＣＴが基本です。その点は、他の臓器のがん以上にそうです。理由は、肺が均一に空気を多く含むからです。肺のＣＴ検査をするときには、大きく息を吸って肺をふくらませます。空気は放射線（Ｘ線）の透過度が高く、肺内に腫瘍があると肺とのコントラストで明瞭に写し出されます。肺内の血管（動脈と静脈）も鮮明にみえますが、こちらは連続性があるので、形状が孤立結節である肺がんなどの腫瘍と区別できます。

胸部の断層写真でみると、肺腫瘍そのものは数㎜のサイズから識別可能です。ＣＴで写る陰影が悪性か良性かは形状で診断します。しかし区別のつかないケースも少なくありません。特にサイズが小さくなるとますます区別しにくくなります。

確定診断をするには、組織を顕微鏡で調べる病理検査が必要です。

喀痰細胞診では痰の中にがん細胞が混じっていないかを調べます。体外から直接針を刺して組織を採取する経皮針生検も行われます。

気管支鏡検査では、口または鼻から細い管（スコープ）を入れて喉頭を通し、肺の中の気管を直接観察します。そして気管の中に生理食塩水を注入し、回収液の中にがん細胞が含まれていないかを調べます。また、組織の一部を気管支鏡で直接採取することもします。

転移がないかを調べるには、転移をきたしやすい部位（肝臓、副腎、脳、骨など）をＣＴ、頭部のＭＲＩ検査、骨スキャンなどによる画像診断で調べます。

肺がん治療後のフォローアップの方法に統一されたものはありません。一般的には、術後定期的に、採血での腫瘍マーカーの検査、および再発をきたしやすい臓器を画像診断で重点的に調べます。

（3）PET検査を行う6つのケース

肺がんでＰＥＴ検査をする理由は６つにまとめられます。

①ＣＴで写った肺腫瘤が、良性か悪性かを判別するため

②肺がん治療前に転移がないかを調べるため（臨床病期診断）

③治療後に転移・再発がないかを調べるため

④腫瘍マーカーが高値で、他の検査では異常が確定できない場合

⑤放射線治療の照射野の決定で参考にするため

⑥化学療法の経過中に治療効果を調べるため

ここでは①に該当する事例を紹介します。

ある患者さんが肺のレントゲンで異常を指摘され、近くの病院でＣＴによる精密検査を受けました。しかし、ＣＴ画像の形状からは、肺がんに熟練した医師にも良性かがんかの区別は困難でした。そこでＰＥＴ施設に紹介し、ＰＥＴ検査を受けました。ＰＥＴでは、肺の陰影に一致してＦＤＧの

集積が認められました（図5・2参照）。

このPET検査の結果をもとに、組織検査で確認することになりました。気管支鏡検査で生検をしたところ、がんと判明しました。この患者さんは転移もなく、治癒切除手術を受けることができました。

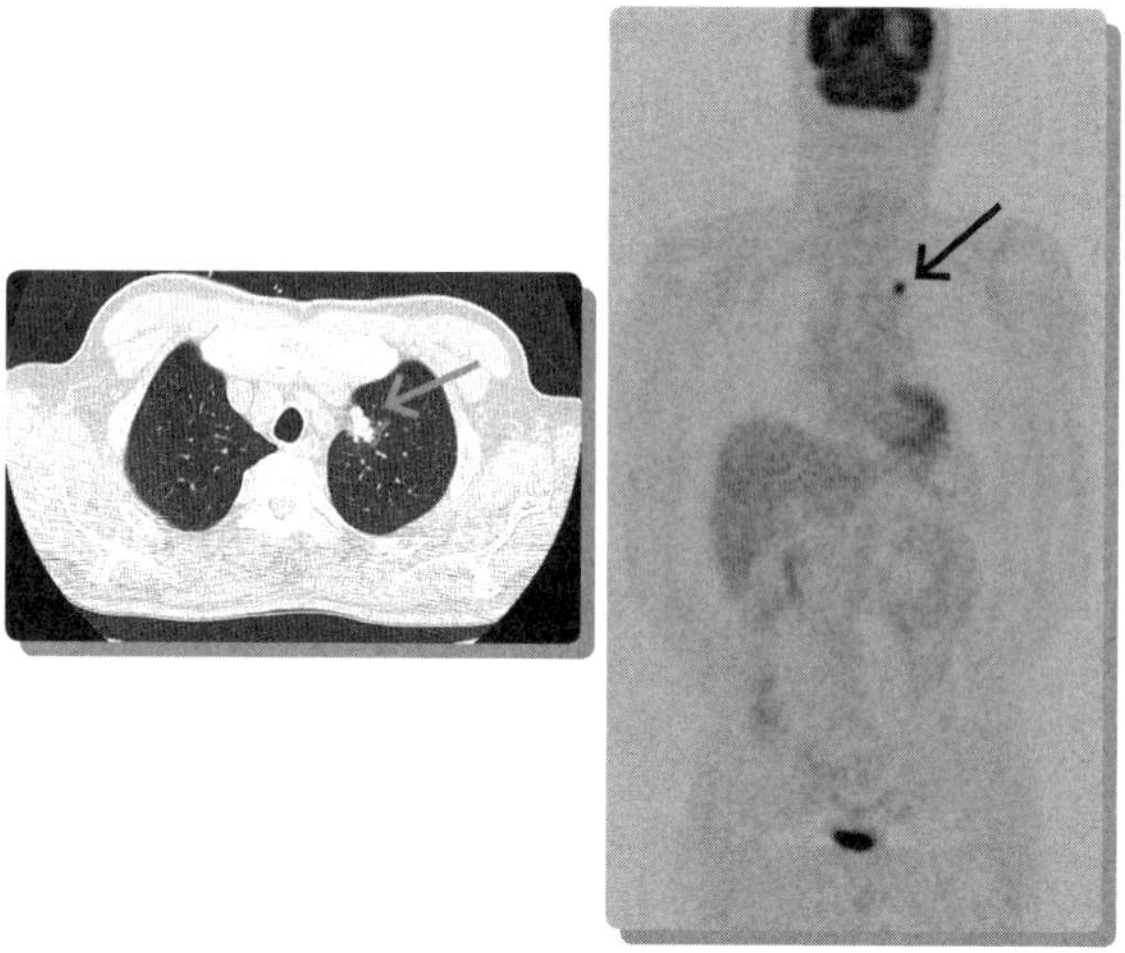
図5・2　CTでみられた肺腫瘤（左図）が良性か悪性かを判別するために施行したPET画像

このように、肺がんに熟練した医師でも、CT検査のみでは良性とがんの区別がむずかしいことがあるのです。そのような場合、PET検査が治療方針の決定で参考になります。

しかし、PET検査で良性・悪性の区別が100％可能な訳ではありません。特に腫瘍のサイズが小さく、ミリ単位のがんは感度以下になります。そもそもミリ単位の陰影は、PET検査の適応にならないと考えるとよいでしょう。

なお、CTでスリガラス状に見えるタイプのがんの中には、FDGの集積が認められないものがあることがわかっています。集積がない肺がんもあるのです。

また、良性でもFDGが集積する場合があります。活発なブドウ糖代謝はがんのみに見られる現象ではなく、炎症でも見られるからです。それゆえ、肺炎にはFDGが集積します。しかし多くの場合、肺炎とがんはCTの所見で区別できます。

問題となるのは、活動性炎症をともなう肉芽腫、特に結核腫と真菌症です。これらは良性ですが、CTとPETをしてもがんとの区別が困難な場合があります。しかし良性ではあっても治療対象になることが多いので、しっかりした診断をつける必要はあります。

以上により、CTで肺がんが否定しきれずにPETを施行した場合、FDGの集積がなければCTで厳重に経過観察し、高集積が見られた場合は組織検査を検討する、というのが基本方針になると思います。

肺がんの治療前に、進行度（臨床病期）を調べるためにPET検査が行われることがあります。これはリンパ節転移がないか、遠隔転移がないかを調べるためです。リンパ節転移が近傍の範囲を超えている場合、または遠隔転移があった場合は、通常、手術の対象にはなりません。肺がんの治療には、手術、化学療法、放射線治療がありますが、治療方針を選択する際にはPET検査の結果が参考になります。

また、肺がん治療後に再発がないかを調べるためにPET検査が行われることがあります。通常は、上顎部から大腿までの範囲を撮影し、その範囲に再発による異常集積がないかを調べます。転移・再発しやすい好発部位は、リンパ節以外では肺内転移、脳、肝臓、副腎、骨などです。PETでは脳転移を見落とすので、別途MRIで脳だけ調べる必要があります。

次に、PET検査をする理由の④に該当する事例を紹介します。

肺がんの手術後に、腫瘍マーカーが高値で再発が疑われた患者さんがいました。従来の検査をひととおりしましたが、異常は発見されませんでした。そこでPET検査をしたところ、胸壁とリンパ節に再発が発見されました（図5・3参照）。この結果をもとにMRI画像を見直すと、確かにその部位にわずかな変化が認められました。

PET検査の特長のひとつは、このように従来の検査では気づかなかった病巣を発見できること

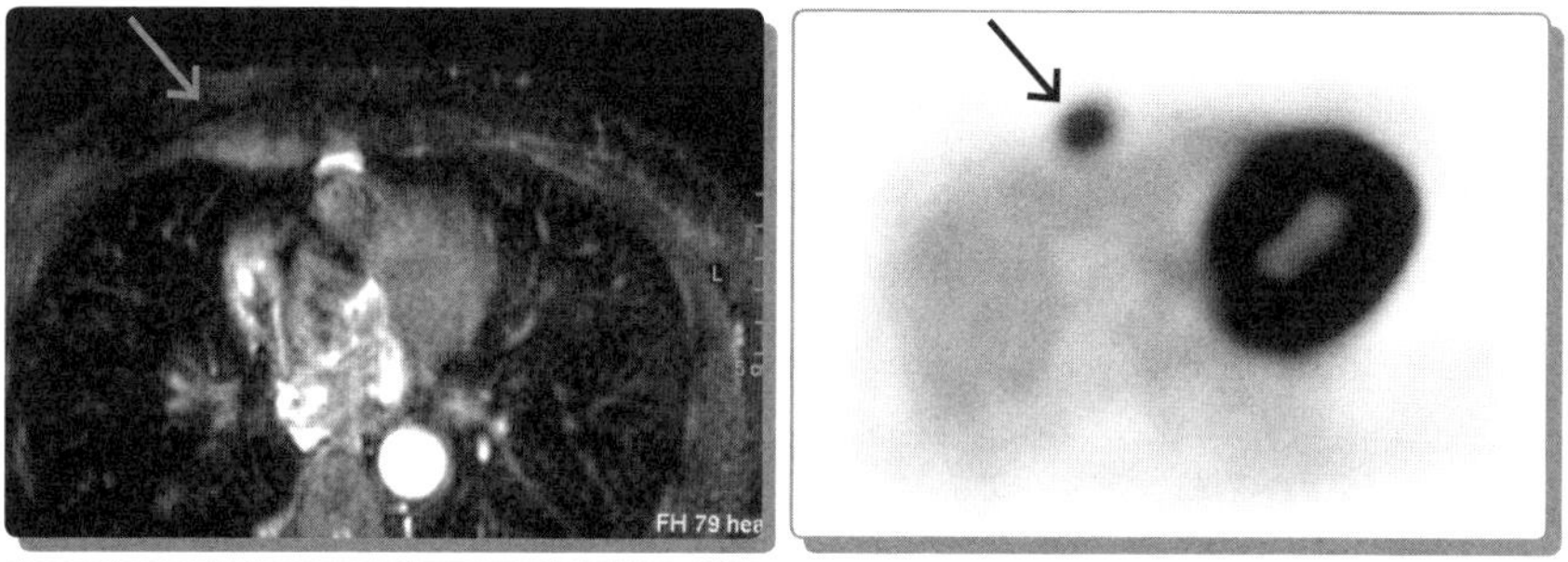

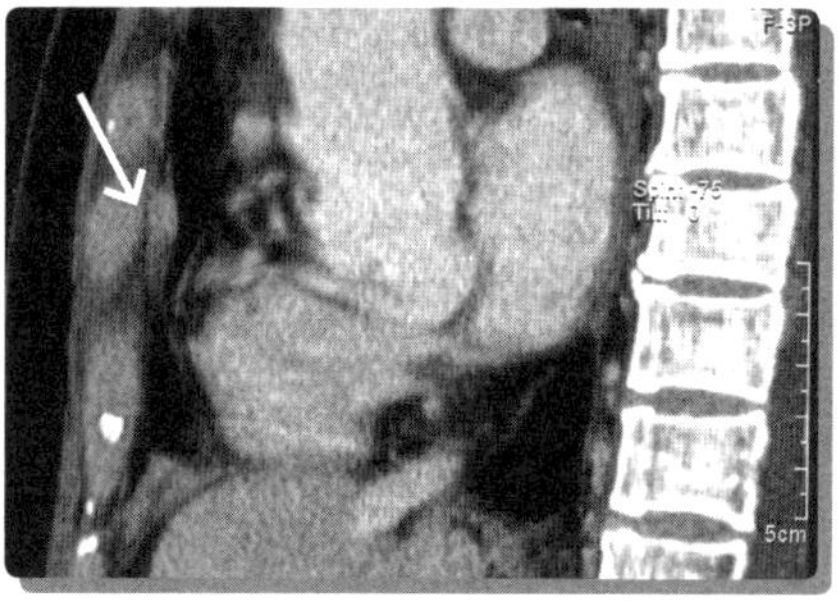

図5・3　肺がんの手術後に腫瘍マーカーが高値となったが他の検査では異常を確定できなかったのでPETを施行して胸壁への転移が発見された（左図はMRI、右図はPET画像）

です。なお、放射線治療をする場合、有害事象を最小限に抑えるために、照射範囲をできるだけ腫瘍に限定するようにします。その照射野の決定にＰＥＴ検査の結果が役立つ場合があります。

また、化学療法の効果判定にも利用できると思います。効果があれば集積程度は低下します。無効であれば集積程度の低下はみられません。ただし、肺がんの化学療法の効果判定でのＰＥＴ利用はまだ研究段階です。

肺がんの組織型は、非小細胞肺がん（85％）と小細胞肺がん（15％）に二大別できます。そして非小細胞肺がんには腺がん（50％）、扁平上皮がん（30％）、大細胞がん（5％）があります。これまで述べた肺がんへのＰＥＴ利用の話は、主に非小細胞肺がんを対象とした研究結果から得られた知見です。

小細胞肺がんは進行が早いという特徴があります。また、多くの場合に化学療法が行われます。手術と放射線治療は局所療法としてそれに併用する形になります。

小細胞肺がんのPET検査に関するデータは十分ではありません。しかし、集積は高度なので、転移の検索、活動性の評価では十分に役立つと思います。

5 乳がん

(1) 罹患数も治癒例も多いがん

乳がんは日本でも欧米でも頻度が高く、日本では女性の悪性腫瘍の罹患数でトップ（2010年）、死亡数で5位（2012年）です。罹患数がトップで死亡数が5位に止まっているということは、治癒した患者さんが多いことを意味します。

乳がんは、他のがんに比較して経過が長いことも特徴です。一般的にがん治療後の経過観察期間は5年がひとつの目安ですが、乳がんには成長の遅いタイプのがんもあり、10年が目安です。治癒した患者さんと経過観察期間中の患者さんを合わせると、乳がん体験者は多いことになります。

同じ女性のがんである子宮がんや卵巣がんに比べて乳がんの注目度が高い理由はいくつか考えられます。たとえば、頻度が高いこと、乳がん体験者が多いこと、米国で始まって日本でも認知度の高いピンクリボン運動による乳がん啓発運動、そして乳がんの発生が高リスクとされる遺伝子（BRCA遺伝子）診断が実地診療で利用されていることなどです。

(2) 乳がん検査の3本柱

視触診、超音波、マンモグラフィーが、乳がん検査の3本柱です。乳房の大きな人の場合、深部のしこりを触知するのはむずかしいとはいえ、通常は丁寧な触診でかなりしこりを触知できます。そのしこりが良性か悪性かの判別には、超音波検査が用いられます。

乳がんは、乳房内に発達したリンパ管に入り込み、腋《わき》の下のリンパ節（腋窩《えきか》リンパ節）に転移する傾向があります。このため超音波検査では、この部位に腫れたリンパ節がないかも調べます。

欧米では超音波検査よりもマンモグラフィーがはるかに普及しています。マンモグラフィーは、乳房をはさみ込んでレントゲンを撮る装置です。これは、乳房が大きいと超音波が乳腺全体に達しにくく、検査が不十分になりやすいことが関係しています。なお、マンモグラフィーでは、しこりを作らないタイプの乳がんを発見できることもあります。

がんの診断が確実でない場合は、乳腺に細い針を刺して細胞を採取する穿刺細胞診が行われます。これには、腫瘤《しゅりゅう》を触知しながら行う方法、超音波で見ながら行う方法（超音波ガイド下）、マンモグラフィーで見ながら行う方法（ステレオガイド下）があります。より確実に組織を採取するためには、局所麻酔で組織の一部またはすべてを採取する生検が行われます。

乳がん治療後の定期検査の頻度・検査項目に関する共通のプログラムはありません。定期検査の大きな目的は、再発の早期発見です。しかし、再発を早期発見できたからといって、それで寿命が延長するかという問題は、科学的な証明が得られていません。従来の報告では、診察と問診のみでもよいとされています。しかし、急速に進歩しつつある診断技術を利用しない手はないと思います。

乳がんの再発は、手術部位の局所、リンパ節、遠隔臓器（骨、肺、肝臓、脳など）に生じやすいことがわかっているので、その部位を重点的に調べます。

通常は、手術部局所の診察と血液検査による腫瘍マーカーの測定が行われます。胸部レントゲンはおよそ6ヵ月ごとに、ＣＴ検査と骨シンチはおよそ1年ごとに実施されます。

脳転移はＭＲＩ検査で診断できますが、通常は定期的に検査されることはなく、脳転移が疑われる脳神経症状がある場合に実施されます。

（3）転移・再発の発見とPET検査

乳がん診療では、ＰＥＴ検査は欠かすことができません。乳がんはＰＥＴで検出しやすいからです。

乳房のしこりには、良性と悪性（がん）があります。がんではＦＤＧが集積するのに対して、良性腫瘍（線維腫、乳腺症、嚢胞《のうほう》）では、多くの場合に集積がみられないので区別できるのです。

しかし実際には、乳房のしこりが良性かがんかを見分ける目的でＰＥＴ検査を行うことはありません。その理由は、ＰＥＴよりも超音波、マンモグラフィー、ＭＲＩ検査のほうが格段に安価であるうえに、局所麻酔で組織の一部を切除して顕微鏡で調べる生検を行えば、ほぼ１００％確実に判定できるからです。

原発巣の診断については、２０１３年から、ＰＥＴ検査に引き続いて乳腺専用装置（PEM：Positron Emission Mammography）を実施した場合、ＰＥＴもＰＥＭも保険適用となっています。

ＰＥＭ検査は、ＰＥＴの検出器を乳房に軽く押し当てて調べるもので、通常のＰＥＴ装置よりも小さながんを検出できます。１㎝未満のがん検出率が25％から63％に向上し、３㎜のがんも検出できるとされており、小さながんの検出でもＭＲＩに劣りません。

しかし原発巣の画像診断については、超音波、マンモグラフィー、ＭＲＩ、ＰＥＭのいずれかひとつで完全というわけではなく、互いに補い合う相補的なものです。ＰＥＭでは、炎症や一部の良性腫瘍でも集積がみられます。また、組織型によってはＦＤＧの集積が低くて検出できない場合もあります。

乳がんの手術前には、同側の腋窩リンパ節に転移がないかを調べます。これには触診と超音波が一般的ですが、ＰＥＴのほうが優れています。しかしＰＥＴの診断率（感度）は67～90％であり、１００％ではありません。顕微鏡でしかわからないような転移は診断できないのです。ＰＥＴで写れば、転移の可能性が高いと判断できますが、写らなかったからといって転移の存在を否定できるものではありません。

乳がんの手術では、不必要なリンパ節郭清《かくせい》を回避する目的でセンチネルリンパ節生検を行うことがあります。センチネルリンパ節とは「見張りリンパ節」という意味で、がんの転移が最初に生じるリンパ節です。これをうまく検出し、そこに転移がないことがわかれば、他のリンパ節にも転移なしとして郭清を省略できるわけです。しかしＰＥＴは、このセンチネルリンパ節を検出することはできません。

乳がんでＰＥＴの本領が発揮されるのは、転移・再発の発見でしょう。乳がんはリンパ節以外に、肺、肝、骨などに転移が生じることがあります。ＰＥＴはこれらを同時に調べることができ、意外な部位に転移・再発が発見されることがあります。

乳がんの骨転移を画像で診断することには限界があります。かなりのところまで確定できます。通常は骨シンチ検査が行われますが、骨シンチで写ったから転移、写らなかったから転移がない、と単純に断定できない問題があります。

骨に転移が成立して腫瘍が増大すると、その部位で破骨・骨融解（溶骨）とそれに反応する二次的な骨再生（造骨）が生じます。溶骨と造骨がシンクロナイズしているのです。そのどちらが優性かにより、Ｘ線画像は次の３タイプに分類されます。

① 溶骨型
② 造骨型
③ 右記①と②の混合型

ＦＤＧは腫瘍そのものに集積するので、ＰＥＴでわかりやすいのは①です。骨シンチ製剤は骨再生の活発な部位に吸着されるので、骨シンチでわかりやすいのは②です。

乳がんの骨転移については、骨シンチとＰＥＴ／ＣＴの対比研究があり、その結果では、ＰＥＴ／

ＣＴ（感度96％）は骨シンチ（感度76％）よりも優れているとされています。しかし、どちらも偽陽性（過剰診断）と偽陰性（見逃し）があるので、どちらか一方で完全というわけではなく、両者は相補うものと考えるといいでしょう。もちろん、生検による組織検査を行えば確実性は高まります。

ＭＲＩ検査を含め、画像診断には限界がありますが、私自身は、ＰＥＴ/ＣＴでのＣＴ画像の所見（溶骨型、造骨型を含め）も考慮すれば、乳がんの骨転移のかなりを診断できるのではないかと思います。

6　食道がん

(1) 進行がんも少なくない

私が本格的にＰＥＴの勉強を始めたのは、米国に短期留学した１９９３年からです。この時期の日本では、がんを扱う臨床家にもＰＥＴはほとんど知られていませんでした。私もＰＥＴについては何も知りませんでした。当時はインターネットも普及していません。大学の図書館で文献を検索すると英文のみでした。そんな時期にＰＥＴ先進国でＰＥＴの勉強をする機会に恵まれたのです。

患者さんのＰＥＴの写真を初めて見て、「こんなことがわかるのか！」と興奮しました。そこで、過去の症例写真を次々に引っぱり出しては記録を取りました。その中に食道がん患者のＰＥＴ写真がありました。その１枚の写真に、食道がんとリンパ節転移が明瞭に写っていたのです。

インドから米国に移住した医師にこの食道がんのＰＥＴ写真を投稿用に作ってもらい、ドイツ出身の指導医に英文を直してもらい、英文誌に症例報告として投稿し、掲載されました。これが、食道がんのＰＥＴ検査に関する世界最初の報告となりました。

発表の材料がそろっている症例報告なので作成に時間と労力を要したものではありませんが、当時の私にとっては二つ目の英語論文であり、掲載紙を長い間自宅の自室に飾っておいたものです。

米国では、食道がんは進行がんで発見されるものであり、多くの人が難治性と考えています。これは食道がんの頻度が極めて低いことと、内視鏡検査が日本ほど発達していないためです。

欧米に比べて日本では食道がんの頻度が高く、内視鏡検査が進歩しています。食道がんを早期の段階で発見し、内視鏡下に切除する治療も行われています。しかし、進行がんはまだまだ少なくありません。そして進行がんでは、がんの広がりを調べるのにPETが役立ちます。

(2) 内視鏡とバリウム検査

食道がんの検査には、内視鏡とバリウム検査があります。

内視鏡は早期発見に役立ちます。内視鏡検査では、拡大観察、粘膜表面の微細な血管網を観察するNBI (Narrow Band Imaging) 法、色素を散布して調べる色素内視鏡検査などが行われます。

バリウム検査は、バリウムを飲んで食道を通過するタイミングでレントゲンを撮影するもので、食道造影検査のスペシャリストがじっくり時間をかけて実施すれば内視鏡に迫る写真が得られます。しかし、食道の微細な病変は見逃される危険があります。バリウム検査は進行がんには有効で、がんの大きさと場所をはっきり知ることができます。ただし、早期がんの診断では内視鏡検査に及びません。

食道がんの進行度は0期からⅣ期の5段階に分けられます。0期はがんが粘膜表層に止まっていて転移がない初期の段階です。この段階で発見されれば、内視鏡で病巣粘膜を切除する内視鏡的粘膜切除が適応になることもあります。

Ⅰ期以上の食道がんの治療前には、局所の進展と転移を調べるための造影CT検査が行われます。食道は解剖学的に気管、大動脈、心膜などの重要臓器に接しており、直接浸潤があると根治的切除ができなくなるからです。

食道がんは同じ消化管の胃・大腸がんに比べ、小さな段階からリンパ節に転移しやすい特徴があります。リンパ節転移の診断では、CTで腫大したリンパ節がないかを調べます。リンパ節内で転移が増大すると、そのぶんリンパ節のサイズが大きくなってきます。

しかしながら、転移巣が微小な段階では、リンパ節は腫大してきません。このため、サイズを指標とする診断法には原理的に限界があることがわかっています。

なお、食道がんの遠隔転移は肝臓、肺に生じやすく、これも造影CT検査で同時に調べることができます。

食道がんの治療後には、定期的に通院受診して再発や転移がないかを調べます。その定期受診の頻度は、進行がんで1~3ヵ月ごとの場合が多いようです。定期検査では、内視鏡、腹部超音波、CTが一般的です。

定期受診では、再発・転移のほかに、残存食道や、がんが発生しやすい咽頭と喉頭に新しいがんが発生していないかを内視鏡検査で特に注意して調べます。

(3) PET検査を行う4つのケース

食道がんでPET検査を行うのは、次の4つのケースです。

① 治療を開始する前に進行度（臨床病期）を調べるため
② 術前の化学療法と放射線療法の効果を評価するため
③ 治療後に再発・転移がないかを調べるため
④ 放射線治療での照射野を決定するため

食道がんは、ごく初期の表在がんでない限りリンパ節転移をきたしやすいことは先に述べました。しかもそのリンパ節転移は、頸部から胸部、腹部などの原発巣から離れた部位に生じます。

PETはこの範囲を含めて一度に調べることができます。そしてPETで異常集積があれば、まず転移が考えられます。陽性的中率は高いのです。しかし、リンパ節転移のサイズが小さいと、PETの感度以下になるので検出できません（4章の「8 PETの限界について」を参照）。

　私たちが初期に経験したケースで、手術前のPET検査で頸部にごくわずかな集積が認められた患者さんがいました。しかし、超音波とCTで異常がないために経過観察とされました。そして数ヵ月後、この部位のリンパ節が腫大してきて、転移だったことがわかったのです。

　PETで診断可能となるには、ある程度の腫瘍サイズが必要です。頸部の場合は、5〜6㎜のリンパ節転移を検出できると思います。しかし、完璧ではありません。顕微鏡的転移は見落とされます。したがって、PETで写らないからといっても小転移の存在を否定できないのです。

　PETでは、リンパ節以外にも、肺、肝臓などの他の部位に遠隔転移がないかを同時に調べることができます。そして、遠隔転移がなく、リンパ節転移も一定の範囲内に限られており、患者さん自身の全身状態に問題がなければ、手術が選択されます。

　しかし、その手術に先行して化学療法が実施される場合があります。この手術前の先行補助化学療法終了後に食道がんの進行度がどの程度変化したかを、再度PETで調べることも行われます。

　食道がんの再発診断でも、PETは役立ちます。一度に広い範囲を撮影し、リンパ節・肺・肝・骨転移を同時に調べることができるからです。そして転移・再発が限定的な場合には、その部位に照準を合わせて放射線治療が行われることがあります。その照射野の決定でも、PETは役に立ちます。

　このように食道がんでPETが役立つ理由は、食道がんの組織型で大部分を占める扁平上皮がんと腺がんにFDGが高集積するからです。

7 胃がん

(1) 東アジアに多いがん

日本での胃がんは、罹患数、死亡数ともに上位です。部位別がん死亡数では、肺がんに次いで2位であり(2013年の統計)、高齢化の影響で罹患数は増加して1位です。ただし、年齢構成のばらつきを調整した年齢調整罹患数でみると減少傾向にあります。

しかし、これまでに述べた肺がん、乳がん、食道がんに比べ、胃がんのPET検査は普及していません。これには胃がんでのPET検査の価値が十分に定まっていないことが関係しています。

国際学会の研究報告で華々しい討議が行われる肺がんや乳がん、大腸がんなどと比べると、胃がんは目立ちません。その訳は、胃がんは日本を含む東アジアには多いが、北米と欧州(西部と北方)では少ないという地域的特徴があり、頻度の低い国での関心が低いためです。

そして最も大きな理由と思われるのは、胃がんにはPETで写るタイプとそうでないタイプがあり、組織型によってFDGの集積程度が随分違うことが十分に認識されていないことです。日本は胃がん治療のレベルが高いので、胃がんでのPETの有効活用を明らかにする調査・研究が今後さらに進んでほしいと思います。

(2) 内視鏡とCTが必須

胃がんの診断では、内視鏡とバリウム検査が行われます。しかし、微小な病変の検出では内視鏡が優れています。その理由は、色調の変化をとらえることができるからです。バリウム検査では胃の全体が写るので、病巣の正確な部位がわかります。なお、胃がんの治療前には両者の検査が行われます。

胃壁の断面を内腔からみると、粘膜、筋層、そして一番外側が漿膜《しょうまく》です。胃がんは粘膜に発生し、筋層から漿膜に進展します。その進展が粘膜に止まっている段階は、早期胃がんと定義されます。この胃壁内進展度を調べるには、超音波内視鏡が役立ちます。超音波内視鏡は先端に超音波装置がついた内視鏡なので、胃の内腔から胃壁内への浸潤を調べることができます。

胃がんの診断がついたら、腹部超音波検査とCT検査が必ず施行されます。腹部超音波検査では、腫大したリンパ節、肝転移、腹水がないかなどを調べます。CT検査では、進行胃がんが周囲臓器に浸潤していないか、肺・肝臓・リンパ節に転移がないかを調べることができます。

早期診断がむずかしい特別なタイプの胃がんがあります。それはスキルス胃がんと呼ばれるもので、若い女性に多く、主に胃壁内部を拡大進展していくために、内視鏡やバリウム検査によって初期段階では見つけにくいという特徴があります。そして発見されたときには、すでにがん細胞が胃壁の漿膜を貫いて腹膜に散布され、がん性腹膜炎になっていることがあります。

スキルス（Scirrhous）は「硬い」あるいは「硬性がん」を意味します。摘出した胃を触って調べると、がんが胃壁全体に浸潤し、線維が多く、硬くなっています。

進行胃がん手術後の定期検査の目的のひとつは、再発の早期発見です。再発のパターンでは、がん細胞が腹腔内に広がる腹膜転移と、血行性転移（特に肝臓）、リンパ節転移が多いことがわかっているので、超音波検査とCT検査で腹水がないか、肺・肝臓・リンパ節に転移・再発が生じていないかを調べます。なお、腫瘍マーカーとしては通常CEAが測定されます。

(3) 再発診断ではPETが有効

PETでは早期胃がんを検出できません。胃の早期がんは胃粘膜の表層にあり、がん細胞の厚みがなく、体積が小さいからです。PETで検出するには、ある程度の体積が必要です。目安は1㎤

です。まれですが、早期胃がんでもPETではっきり写るものがあります。これは隆起型といい、胃の内腔に突出するように発育した、厚みのある腫瘍です。

顕微鏡でがんの組織をみると、一定のパターンで配列しているがん細胞を観察できます。3章で述べたように、この顕微鏡的ながん細胞の微細形状と、配列パターンを組織型といいます。そして組織型は、がんの生物学的性状と強く関連していることがわかっています。

胃がんにもいくつかの組織型があります。分化型腺がん、乳頭状腺がん、粘液がん、印環細胞がんなどと呼ばれる組織型です。前二者の腺がんにはFDGが高集積しますが、粘液がんと印環細胞がんには高集積しません。胃がんは組織型によって集積程度が大きく異なるのです。したがって、高集積する組織型ではPETが役立ちますが、集積しないがんでは役立ちません。

すなわち、胃がんでPET検査が役立つかどうかは、腫瘍のサイズと組織型によって決まります。この2つの必要条件が満たされれば、手術後の再発診断で有効活用できます。従来の検査では腹膜転移や正常大のリンパ節転移を診断できないので、PETが特に役立ちます。

胃がんの再発診断では、造影CT検査がゴールドスタンダードです。このCT検査で疑わしいところがあればPETで調べる、というのが一般的でしょう。

先に、胃がんについてはPETの価値が十分には定まっていないと述べました。これには、胃がんの転移・再発を早期発見することのメリットが科学的に証明されていないことが関係しています。メリットとは、具体的には、不必要な治療を回避できること、予後の改善につながること、医療経済的な効果があることなどです。

日本では胃がんの頻度が高いので、多数の症例を対象とした臨床研究で、胃がんでのPETの有効活用法が定まることを期待しています。

8 大腸がん

(1) がんによる死亡原因では3位

大腸をのばすと、その人の身長に近い長さになります。解剖学的には、結腸、直腸、肛門管に分けられます。肛門管は数cmで、その奥の約15cmが骨盤内に位置して便を貯留する直腸であり、さらに奥が腹部にある結腸です。

大腸がんは死亡原因で肺がん、胃がんに次いで3位（男性3位、女性1位、2012年）を占めており、がん対策では重要ながんです。

私は1977年に医学部を卒業後、消化器外科医として大腸がんを専門とし、数多くの患者さんの診療に携わってきました。1993年には、当時最新のPET装置が3台導入された山梨県の山中湖畔にあるクリニックに、腫瘍部長として大学から出向することになりました。当時は消化器外科が、最も多くのがん患者の診療にあたっていました。甲状腺がん、乳がんも消化器外科が手術していた時代です。

その頃は、ごくごく少数の専門家を除くと、PETを知っている医師はいませんでした。また、どの臓器のがんでPETが役立つかもわかっていませんでした。

当時、PETの研究で最もレベルの高かった米国核医学会では、いろいろな臓器のがんで研究報告がされていました。そして年月が経ち、データが蓄積され、大腸がんでPETが役立つことが明らかになったのです。

結果的には自分が専門とする大腸がんでPETが役立つことがわかり、大腸がんPETは私自身の研究テーマのひとつとなり、国内外のいろいろな学会で発表することができました。論文も書きました。本当にいい巡り合わせでした。

PET検査では、大腸がんが偶然発見されることがあります。これは大腸がんにFDGが高集積するからです。腹部手術の対象となる大腸がんのおよそ90％は、ＰＥＴで診断できると思います。

(2) 確実なのは大腸内視鏡検査

大腸がんの検査には、大腸がんそのもの（原発巣）を調べる検査と、転移を調べる検査があります。原発巣の検査では、便潜血検査と、直接大腸を調べるバリウム検査（注腸造影検査）、大腸内視鏡検査があります。

便潜血検査は健康診断で広く用いられていますが、がんを１００％発見できる訳ではありません。進行がんでの陽性率は76～87％で、早期がんでは29～52％です。便潜血検査では、痔でも、あるいは肛門に傷があっても、陽性となってしまいます。

ちなみに、健康診断の受診者を対象とした調査での便潜血反応の陽性率は約７％で、陽性者のうち実際にがんがある頻度は3.5％（30人中１人）です。すなわち、便潜血が陽性であっても30人中29人はがんではないということです。

注腸造影検査では、あらかじめ下剤を服用して大腸を空っぽにします。肛門に挿入した管からバリウムと空気を注入し、撮影台の上で体の向きを何度か変え、大腸の表面にバリウムをコーティングします。こうして何枚ものレントゲン撮影をすることで、大腸全体を精密に調べることができます。注腸造影検査で異常がなければそれで終了です。異常が認められた場合は、確認のために日を変えて大腸内視鏡でその部位を調べる必要があります。

大腸がんの発見で最も確実な検査は、大腸内視鏡検査です。注腸造影と同じで、あらかじめ下剤を服用して大腸を空っぽにしておく必要があります。約１３０㎝の内視鏡を使い、大腸をなるべく伸展させないようにしながら、肛門から大腸の一番奥の盲腸まで挿入し、大腸の内腔を直接観察します。異常があればその場で組織を一部採取し、後日、顕微鏡検査で調べることができます。

大腸がんと診断された場合、ごく早期の場合を除き、治療前には転移がないかを調べます。転移をきたしやすい部位は、リンパ節のほかに肝臓と肺です。腹部超音波検査では主に肝臓に転移がないかを、CTでは肺、肝臓、リンパ節に転移がないかを調べます。肝転移を調べる精密検査としてMRI検査が行われることもあります。

大腸がんの手術後には、再発がないかを定期的に検査します。定期検査の内容は、大腸がんの進行度（病期）、施設、医師によって多少異なります。しかし一般的な基本は、進行がんの場合で術後5年の間、外来通院検査を2～3ヵ月ごとに行うというものです。検査は腫瘍マーカー（CEA）を含む採血と、画像診断（超音波、CT、MRIなど）です。

腫瘍マーカーとは、がんから分泌され、がん進行の指標・目印になる物質のことです。CEAは大腸がんの腫瘍マーカーとしてよく用いられます。ただし、がんでなくても、喫煙、糖尿病、ある種の疾患、加齢などで上昇することがあります。また、再発があってもCEAが上昇しないケースもあります。

術後の経過観察では、特にCEAに上昇傾向がないかが重要です。持続的に上昇する場合には、がん再発の兆候ではないかと、画像診断で各臓器を調べることになります。

(3) PET検査は転移の発見に有効

大腸がんでPET検査をする最も多い理由は、転移がないかを調べるためです。転移を調べる検査には、超音波、CT、MRIがありますが、単独でオールマイティーという検査はありません。これはPETも同様です。

肺転移にはCT、肝転移にはMRIが特に強いなどという専門店的な特徴はありますが、CTで気づかなかった肺転移をPETで気づくことがあります。MRIで肝転移と思ったものが、PETで肝細胞がんだとわかったこともあります。

また、通常の検査で腹膜転移を発見するのはきわめて困難ですが、PETは腹膜転移の発見で最も優れています。肺、肝、リンパ節、腹膜、骨転移を含め、広い範囲を同時に調べるＰＥＴには、総合デパート的な特徴があります。

大腸がんには、結腸がんと直腸がんがあります。直腸は骨盤内にあるので、直腸がん手術後の再発が、肝臓と肺のほかに骨盤内に生じることもあります。これは骨盤内の局所再発と呼ばれ、直腸がん手術後に発生する頻度は５％前後です。この局所再発の診断ではＰＥＴが最も優れています。

ＰＥＴがこのように役立つのは、ＦＤＧが高集積するからです。しかし、大腸がんの５～10％にＦＤＧが高集積しないタイプがあります。組織型が粘液がんと呼ばれるタイプです。腫瘍内に粘液が多量にあり、がん細胞の密度が低く、腫瘍全体でのＦＤＧ集積が薄まって見えるためと考えられています。ちなみに、大腸がんで手術が行われる場合は、常に組織型を調べる検査が実施されます。

万が一に大腸がんの再発が発見された場合でも、かなりの確率で延命または完治を目指す治療法があります。通常は、手術か放射線治療、または化学療法です。このうち手術と放射線治療の両者は、直接病巣に治療を加えるもので、局所療法といわれます。それゆえ、全身化学療法に比べて副作用が少なくて済みます。

しかし局所療法は、局所以外に転移があると治療の甲斐がなくなります。これを防ぐには、ＰＥＴ検査で他に転移のないことを確認しておくことが不可欠です。ＰＥＴ検査で他に転移がみつかった場合には、局所療法ではなく、全身化学療法が選択されます。

腫瘍マーカーのＣＥＡが高値で再発が疑われ、通常の検査で原因が確定できない場合には、見落としがないかを含めてＰＥＴ検査を行うことがあります。そして、予想外の部位に転移が発見されるケースもあります。ＰＥＴで異常集積がみられなければ問題ないと思いますが、その後もＣＥＡの上昇が続く場合には、２～３ヵ月後をめどにＰＥＴの再検査で調べるとよいでしょう。

通常、大腸がんの原発巣を発見するためにＰＥＴ検査を行うことはありません。しかしＰＥＴは、完治しうる段階で多くの大腸がんを発見できると思います。検査前に下剤を飲む必要がなく、身体への負担がないので、たとえば重症の心臓病のある人でも、ＰＥＴならば検査できます。また大腸のみでなく、他の臓器（肝臓、肺など）も一緒に調べることができるという利点もあります。

ただし、大腸がんの原発巣を発見する目的のＰＥＴ検査は、保険適用にはなっていません。

9 ＧＩＳＴ（消化管間質腫瘍）

（1）がん扱いされる肉腫

ＧＩＳＴは一般の人にはわかりにくい病名ですが、「ジスト」または「ジイ・アイ・エス・ティー」と読み、Gastrointestinal Stromal Tumor（消化管間質腫瘍）の略です。

腸管壁には平滑筋という不随意筋があり、その筋層の間質組織内に腸運動に関わるカハール細胞という細胞があります。ＧＩＳＴはそのカハール細胞由来の腫瘍です。悪性化のポテンシャルがあるので悪性腫瘍として扱われますが、正確な医学用語ではがん（粘膜由来）ではなく、肉腫（間質組織由来）ということになります。

年間の発生は人口10万人当たり1～2人で、頻度が低い希少腫瘍です。胃に70％、小腸に20％、その他、食道、大腸、腹膜にみられます。腫瘍のサイズが2㎝に満たない場合は、注意深い経過観察が行われ、5㎝を超えると手術での摘出が勧められます。2～5㎝の境界領域ではケースバイケースです。

（2）ＧＩＳＴの検査

ＧＩＳＴでは、内視鏡検査と消化管造影検査が行われます。画像診断では、まず造影ＣＴ検査が行われます。

ＧＩＳＴに類似した他の腫瘍と区別するには、

ＧＩＳＴの場合はカハール細胞がＫＩＴ《キット》蛋白陽性なので、腫瘍から組織を一部採取し、免疫染色でＫＩＴ蛋白が陽性であることを確認して診断します。ＫＩＴ蛋白は、ＧＩＳＴなどのある種の細胞に存在し、細胞増殖に関わっています。

免疫染色によって、組織内にＫＩＴ蛋白（これが抗原となります）が存在していれば、それに対応する抗体試薬で抗原抗体反応が生じ、染色されて診断できるのです。

なお、組織診断の目的で超音波内視鏡下の穿刺吸引生検が行われることもあります。

(3) GISTのPET検査

多くのＧＩＳＴで異常集積が認められます。しかし、１００％ではありません。たぶん、悪性度の低い場合、あるいは腫瘍の多くを壊死《えし》または嚢胞成分が占めている場合などでは異常集積がみられないと思われますが、詳細には調べられていません。

ＧＩＳＴの診療ガイドライン（２０１４年）では、画像診断の第一選択肢は造影ＣＴ検査であり、ＰＥＴはその補助的な位置づけとなります。しかし転移・再発の診断では、腹膜転移を含め全身の広い範囲を一度に検索できるＰＥＴには利点があるので、きっと役立つでしょう。

欧米では治療の効果判定でもＰＥＴが用いられていますが、まだ日本では、治療効果判定での保険適用は認められていません。ＧＩＳＴは希少な腫瘍（肉腫）ですが、ＰＥＴが役に立つので取り上げました。

10 肝細胞がん

(1) FDGが集積しないがん

肝臓がんには肝臓自体に発生する原発性肝がんと、他臓器のがんが肝臓に転移して発生する転移性肝がんがあります。そして、原発性肝がんには肝細胞から生じる肝細胞がん（Hepatoma：ヘパトーマ）と、肝臓内の胆管から生じる胆管細胞がんがあります。ここでは前者の肝細胞がんについて説明します。

肝細胞がんの進行度は、臨床病期でⅠ～Ⅳ期の4段階に分類されます。最も早期の第Ⅰ期は、2㎝以下1個の単発で、血管への浸潤がない場合です。第Ⅳ期は肝臓全体に多発しているか、または大きな血管に浸潤している場合です。

肝細胞がん治療後の5年生存率は、第Ⅰ期で60％、Ⅱ期で50％、Ⅲ期30％、そしてⅣ期10％です。これは胃がんや大腸がんよりも悪く、食道がんと同程度の予後です。

肝細胞がんは、がんによる死亡数では4位（2012年）と上位ですが、肝細胞がんでPET検査が行われることはあまりありません。それは、PETで濃く写らないためです。これには肝臓に含まれる酵素が関係しています。

がんがPETで写るには、がん細胞にFDGが蓄積することが条件です。しかし4章の「8 PETの限界について」で述べたように、代謝臓器である肝臓にはブドウ糖リン酸化酵素（G6Pase）があり、正常肝細胞由来の肝細胞がんにもこの酵素が残っています。それゆえFDGが停滞・蓄積しないことが、PETで写らない理由です。

肝細胞がんの原因のほとんどが肝炎ウィルス（C型、B型）の慢性感染によるものですが、その他、アルコール性肝硬変、脂肪肝による肝硬変での発生もみられます。日本ではC型、B型肝炎が減少し、肝細胞がんも減少しています。

肝細胞がんの治療には、手術と非手術的治療があります。非手術的治療は、血管造影による肝動脈塞栓療法、経皮的エタノール注入療法、マイクロウェーブ凝固療法、ラジオ波焼却療法、化学療法と多様です。

残念ながら肝細胞がんは再発や、新たながんの発生が多いのですが、その場合でも追加治療できるケースは数多くあります。

(2) 肝細胞がんの検査

肝細胞がんの発生母地となる慢性肝障害のある患者さんでは、3～6ヵ月ごとをめどに腫瘍マーカーAFPの採血検査と、腹部超音波検査が行われます。そして肝臓に腫瘤性病変が認められた場合には、さらに画像診断で精密に調べます。肝臓には腫瘤性病変がよくみられますが、特に肝細胞がんとの区別で問題になるのは血管腫、限局性結節性仮形成、肝硬変による再生結節などです。

精密検査としては、造影CT検査とMRI検査が行われ、PETが用いられることはありません。画像診断で確定が得られない場合は、肝臓に直接針を刺して腫瘤の組織を一部採取する生検を行うことがあります。

(3) PET検査が役立つ低分化型

肝細胞がんでPETが役立つのは限定的です。これはPETで濃く写るタイプが少ないからです。すでに述べたように、がん組織は顕微鏡的ながん細胞の配列パターンの違いでいくつかの組織型に分けられ、組織型ががんの生物学的性状と強く関連しています。

肝細胞がんの組織型には、高分化型、中分化型、低分化型があります。高分化型は正常肝細胞の構築が最も保たれているもので、低分化型にはその構築がなく、正常構造から最も逸脱しているものです。そして低分化傾向が強いほど、正常細胞で認められるブドウ糖リン酸化酵素（G6Pase）の活性が低下し、PETでFDGが高集積し、また生物学的悪性度も高くなります。

この低分化型の頻度はおよそ10%です。このタイプでは、FDGが高集積するのでPETが役立ちます。特にリンパ節、肺、骨などの転移が新たに発見されることがあります。

肝細胞がんでは、PETは特に悪性度の高いケースで役立ちます。

11 膵臓がん

(1) 死亡率の高いがん

膵臓がんが他のがんに比べて死亡率が高いのはなぜでしょうか。理由はいくつかあります。早期発見が難しいこと、手術可能例が少ないこと、進行が早いこと、放射線治療が効きにくいこと、そして十分に有効な化学療法がないことなどです。

膵臓は体深部で胃の裏側にあり、初期には無症状で早期発見が困難です。また、現在のところ膵臓がんで唯一完治が望める治療は手術ですが、膵臓のすぐ近くの重要血管に及んでいたり転移があったりして、手術可能例はわずかに15～20％です。そして、たとえ手術が行われても再発しやすく、治癒するのはおよそ20％です。その結果、膵臓がんと診断されて完治する症例は４％、１００人中４人に過ぎません。

４章で述べたように、がんの悪性度を示す指標のひとつが、腫瘍のサイズが倍になるのに要する倍加時間です。倍加時間が短いほど短期間に進行します。ある調査では、腫瘍の倍加時間の平均は、前立腺がんで４００週、乳がんで30週、大腸がんで24週、肺がんで18週、そして膵臓がんでは６週です。膵臓がんは、他のがん以上に進行が速いのです。ただし、同じがんでも倍加時間は患者さんによってさまざまなので、これは平均値です。

膵臓がんは、部位別のがん罹患数では7位（２０１０年）ですが、死亡数では5位（２０１２年）になります。ちなみに、膵臓がんの罹患率（かかる頻度）は高齢者ほど高くなり、50歳で１年間に1万人に1人、60歳で５０００人に１人、70歳で２５００人に1人の割合です。これはたいへん厳しい現実だと思います。

(2) 多様な膵臓がんの検査

膵臓がんの検査では、超音波が最も手軽です。超音波が到達する部位であれば、１㎝の小さい病変を検出できる場合があります。

しかし問題は、腸のガスと脂肪が妨げとなることです。たとえ腕のよい超音波の専門家にかかっても、膵臓全体を観察することはできません。特に、太った人では脂肪が邪魔をするので比較的大きな病変も見落としてしまいます。超音波検査は脂肪の少ないやせた人向きです。

一方、CT検査では膵臓全体を描出できます。CTは超音波と逆で、むしろ太って脂肪の多い人に向いています。太った人では、膵臓を取り囲む脂肪で膵臓の輪郭がはっきりするからです。

膵臓がんの診断では、このCT検査がスタンダードです。問題は、たとえ2㎝を超える大きさの膵臓がんがあっても、写らない場合があることです。これは簡単にいうと、膵臓がんと正常膵臓のコントラストが低い場合です。肺がんの場合には、このようなことはあり得ません。肺がんは数ミリでも正常肺とのコントラストが高く、明瞭に識別できるからです。

膵臓がんの診断における必須の検査は、MRCP（Magnetic Resonance Cholangiopancreatography：磁気共鳴胆管膵管造影）です。これは、MRI装置で膵管を描出する検査であり、苦痛がないのが利点です。

しかし、MRCP検査でも確定診断が得られないケースもたくさんあります。そのような場合には、ERCP（Endoscopic Retrograde Cholangiopancreatography：内視鏡的胆管膵管造影）が行われます。この検査では、胃の内視鏡検査で使用するよりも長いスコープを十二指腸まで入れ、膵臓にある分泌管（膵管）に細いチューブを挿入し、造影剤で膵管の微細な変化をとらえます。この検査の際には、膵管内の膵液を直接採取して行う細胞診検査も、また組織を採取して行う生検もできます。

これらに加え、超音波内視鏡検査が行われます。超音波内視鏡は、胃まで挿入した内視鏡の先端から超音波端子を操作するもので、胃の後壁にある膵臓を胃壁越しに観察できます。腹壁からの超音波検査に比べ、介在する筋肉・脂肪組織がないので精細な像が得られます。また胃壁を貫通して膵臓に細い針を刺し、細胞を採取する穿刺細胞診検査も行われることがあります。

膵臓がんの診断で厄介なのは、膵臓に腫瘤がある場合に画像診断で良性か悪性かの区別がむずかしいケースが少なくないことです。良性であれば放置できても、悪性なのに放置しておくと進行して致命的となるので、早期の手術が必要です。

ところがこの手術（膵頭十二指腸切除術）は、外科手術の中でも最大の部類に入る大手術です。それゆえ、膵臓腫瘤の細胞を直接採取して、がんの確定診断をつけることが試みられます。しかし、そこまでしても確定診断が得られないまま手術に踏み切るケースもあります。

そして、経験豊富な膵臓外科医は、良性の腫瘤に大がかりな手術を実施したほろ苦い経験をもつことになります。

手術後は、再発をきたしやすい肝臓、腹膜、リンパ節を重点的に検査します。術後5年間再発がなければ、まず大丈夫だといえます。

肝転移については腹部超音波検査が一般的で、CT、MRIを併用すれば1㎝以下の転移を発見できます。しかし、腹膜転移の早期発見はなかなかむずかしく、腹水が生じてやっと気づかれるのが普通です。

他のがんにもある程度いえることですが、問題は再発を早期に発見することの意義です。再発を早期発見すれば治療で完治する可能性があるのならばよいのですが、再発膵臓がんの治療にはまだまだ限界があります。再発の早期発見が生存率の延長に貢献するとのデータがないのが現状です。

(3) PET検査と細胞充実性

膵臓がんではもっとPETが活用されてよいと思うのですが、実際には膵臓がんを扱う医師に十分に利用されていません。理由のひとつは、PE

Tの価値が正しく伝わっていないことです。特に膵臓がんでは、「黒く写ればがん、写らなければ良性」と単純に解釈できません。

一般的な話ですが、がんの塊《かたまり》を顕微鏡で観察すると、それが数多くのがん細胞と、その周囲の間質組織から成っていることがわかります。その塊のがん細胞の緻密度は「腫瘍の細胞充実性」といわれ、がんの種類によって、また同じ種類のがんでも個人によって異なります。膵臓がんでは、この細胞充実性にばらつきがあり、低いケースが多いのです。

一般に、FDGはがん細胞に高集積しますが、間質組織には集積しません。その結果、がん細胞の充実性が高いとFDGの集積が目立ちます。しかし、間質組織の中にがん細胞がパラパラみられる程度で細胞充実性が低い場合、集積はみられなくなります。膵臓がんでPET画像を正しく評価するには、この細胞充実性の情報、すなわち組織検査の結果が大切です。

膵臓がんで2㎝以下の腫瘍（これは膵臓がんとしては小さいほうです）であれば、検出感度は81%です。これは悪くない数字です。PETには膵臓がんを初期の段階で発見できるポテンシャルがあるのです。

しかし、良性であっても炎症があればFDGが集積します。その結果、良性の慢性膵炎でも炎症の強い時期は濃く写ります。このため、慢性膵炎とがんをPETで100%正確に区別することはできません。しかしこの点を理解しておけば、かなりのケースでPETは役に立つと思います。

膵臓がんでは、FDGが高集積して濃く写るタイプと、写らないタイプがあり、写るタイプではPETが役立ちます。どちらのタイプかは、手術後であれば切除標本の病理組織像が参考になります。組織型が不明の場合には、PET検査をしてみないとわかりません。そしてPETで写れば写るタイプということになりますが、写らなかった場合は、がんがないから写らなかったのか、写らないタイプのがんなのかはわかりません。
膵臓がんでは、転移・再発の発見が予後を改善するというエビデンス（科学的根拠）が示されていないという問題はありますが、転移・再発の発見でPETは今以上に有効活用できるでしょう。

12 神経内分泌腫瘍

（1）膵臓と消化管に生じるがん

アップル社の創業者のスティーブ・ジョブズ氏が、膵臓の神経内分泌腫瘍の発見から6年の経過で亡くなったことが報道されました。この疾患は、年間10万人に1人の発生頻度なのでまれな腫瘍です。

膵臓の細胞には、腸内に膵液を分泌する細胞と、血液中にインスリンなどのホルモンを分泌する細胞の2種類があります。前者から発生するのが一般的な膵臓がん、後者から発生するのが膵神経内分泌腫瘍です。この膵神経内分泌腫瘍は、膵臓がんに比べて進行が緩徐です。

神経内分泌細胞は、ホルモンを分泌する神経細胞と考えられ、膵臓以外にも消化管の粘膜内に認められます。この細胞由来の腫瘍が神経内分泌腫瘍と呼ばれ、特に膵臓と消化管にみられます。

一般にはなじみのないがんですが、転移をきたさない進行の緩徐なタイプから、急速に進行して転移を生じるタイプまでさまざまです。専門家はNET《ネット》と呼びますが、これは神経内分泌腫瘍を意味する英語、Neuroendocrine Tumor の略です。

（2）神経内分泌腫瘍の検査

神経内分泌腫瘍の検査は、膵臓に生じた場合は膵臓がんに準じ、消化管に生じた場合は消化器がんに準じて行われます。ホルモンが分泌されているかどうかは、血液検査で調べます。

（3）転移・再発の診断にはPETが有効

発育が緩徐なタイプではFDGの集積はなく、

進行の速いタイプで高集積がみられます。逆に、PET検査の結果、集積がない場合は経過が緩徐なタイプ、集積が高度の場合は経過が速いタイプだと予測できます。

FDGが集積するタイプでは、転移・再発の診断にPETを利用できます。膵臓や消化管の神経内分泌腫瘍は希少腫瘍（がん）ですが、PETが役に立つので取り上げました。

13 腎臓がん

(1) 比較的罹患率の低いがん

腎臓《じんぞう》がんは比較的頻度の低いがんであり、全がんの数%にすぎません。最も罹患率の高い胃がんは毎年1000人に1人の割合で発見されていますが、腎臓がんは毎年1万人に1～2人の割合です。

腎臓がんは長径が10㎝に及ぶ大きさでも、リンパ節や遠隔転移がなければ臨床病期はⅠ期またはⅡ期にとどまり、その場合の5年生存率は90%以上と良好です。超音波検査やCT検査で偶然に小腫瘤として発見されることがあります。

ちなみに、4㎝に満たない腫瘤が腎臓に見つかった場合は「小腫瘤」といわれ、その75%以上は悪性だとされます。しかし、がんであっても成長速度は一般に遅いとされます。1年間で平均0.3㎝の増大だったという調査報告もあります。ただし、発見時にはすでに転移のあるケースも約20%あります。

なお、腎臓がんの治療は、手術、薬物治療が主体です。

(2) 腹部超音波検査と造影CT検査

腎臓がんでは、腹部超音波検査と造影CT検査が行われ、多くはこれでほぼ診断がつきます。判断がむずかしい場合はMRI検査も行われます。

しかし、腎臓の小腫瘤の中でも1㎝に満たないケースでのがんの確率は60%程度で、しかも進行が遅いため、定期的な画像検査で注意深く経過を見ることも行われます。

(3) 腎臓がんのPET検査

腎臓がんでのFDG集積は、正常な腎実質（血液を濾過《ろか》して尿をつくる部分）と同等か、それ以上です。中には高集積を示すケースがあり、その場合は生物学的悪性度が高い可能性があります。

高集積するタイプでは、転移・再発の検索でPETが役立ちます。ただしPET検査をしてみなければ、高集積するタイプかそうでないのかはわかりません。

原発巣の検出感度を調べた報告では、47～77％で集積度は高くありません。その理由は肝細胞がんと同様で、腎臓でのブドウ糖リン酸化酵素（G6Pase）の活性が高いことと、尿中に排泄されるFDGの影響でバックグラウンドの正常腎臓の集積がやや高いことにあります。

腎臓腫瘍には良性もあります。腺腫、オンコサイトーマ（好酸性腺腫）、血管筋脂肪腫（血管・筋肉・脂肪の3つを主成分とする腫瘍）です。これらについてのまとまったPET所見の調査報告はありません。例外はあると思われますが、腺腫では高集積がみられ、オンコサイトーマと血管筋脂肪腫では集積はみられないと推測しています。

14 膀胱がん

(1) 血尿で発見されるがん

膀胱《ぼうこう》がんは、血尿を契機に発見されるがんです。症状が血尿（肉眼的血尿）だけで他に症状がない場合は、無症候性血尿と呼ばれます。その場合の膀胱がんの頻度は13～28％とされます。

膀胱がんの70％は表在がんで、30％が進行がん（膀胱の筋肉に達する）です。進行がんには膀胱全摘手術が行われますが、表在がんでは経尿道的切除で膀胱を残す治療が行われます。

治療後も膀胱を含む尿路にがんが発生するリス

クが高いので、5年もしくはそれ以上の期間、定期的に検査が行われます。治療後もがんの発生リスクが特に高いがんには、膀胱がんのほか、頭頸部がん、食道がん、肝細胞がんがあります。

(2) 確実なのは膀胱鏡検査

まず、尿検査で血尿がないかを調べます。血尿の原因には、尿路感染症、結石、腎炎をはじめ、さまざまな原因があります。顕微鏡的血尿（肉眼では発見できない血尿）では、0.4〜6.5％に膀胱がんが見つかるとの報告があります。

尿中のがん細胞を調べる細胞診検査も行われ、その感度は30数％です。膀胱内に尿を溜めて調べる超音波検査では、膀胱内の腫瘍を確認することができます。しかし、最も確実なのは膀胱鏡検査（尿道経由で膀胱内を観察する検査）です。また、リンパ節転移や遠隔転移を調べるためには、CT検査やMRI検査が行われます。

(3) PETで転移の検出が可能

膀胱がんではFDGが高集積します。しかし尿中に排泄されたFDGに紛れて検出できません。

そこで、特別な工夫が考案されています。まず、利尿剤を注射して1.5〜2Lの水を飲んで2、3回排尿し、その後は尿を溜めてPETで撮影するというものです。こうすることで尿中のFDGが希釈され、拡張した膀胱内にFDGが高集積したがんを確認できるのです。これは、膀胱がんを描出するための特別な方法です。

また、PETは膀胱がんの転移の検索で役立ちます。転移の好発部位は、リンパ節、骨、肺、肝臓、腹膜です。PETは80％以上の感度で転移を検出できるとの報告があります。ただし、臨床研究の数と、対象となった患者数が少ないために証拠不十分、というのが現状です。

それでも、膀胱がんにはFDGが高集積するのできっと役立つと思います。

15 前立腺がん

(1) 潜在がんとも呼ばれるがん

前立腺がんは、日本人男性で罹患数4位（2010年）、死亡数6位（2012年）と上位です。前立腺がんの大きな特徴は、進行の速いがんがある一方で、進行が遅く放置して差し支えないがんも存在し、幅が広いことです。各種疾患により病院で亡くなった人の病理解剖の調査結果では、顕微鏡的にかなりの頻度で前立腺内にがんの存在が認められます。多くは数㎜以内の小さながんで、生前は症状もなく、発見されなかったものです。

これは潜在がんとか、長生きできるので天寿がんなどと呼ばれますが、高齢者では20％もの頻度にのぼるとされます。また、前立腺の小さながんは、診断された時点で自然経過を推測できないので、深刻ながんかそうでないかの区別ができません。

そこで、進行のリスクが高いか低いかを示す分類を参考に対応が決められます。その分類のもとになっているのは、直腸診で前立腺のがんを触れるか、画像検査で転移がないか、腫瘍マーカーＰＳＡ（前立腺特異抗原）の数値が高くないか、そしてグリソンスコア（Gleason score）です。

グリソンスコアとは、前立腺がんの針生検で得られた組織像をもとに2から10のスコアに分類するもので、数値が高いほど悪性とされます。

ですから前立腺がんと診断された場合、医師は、経過観察でよいか治療が必要かを、進行リスクの程度と患者さんの年齢・状態などを考慮して判断します。

前立腺がんの治療は、手術と放射線治療が標準です。前立腺摘除では、ロボット手術も普及しています。重粒子線治療は、臨床研究または自費で実施されています。また前立腺がんでは進行が遅いタイプもあり、無治療での経過観察が行われることもあります。

(2) 前立腺がん検査の3点セット

前立腺がんの初期検査は、腫瘍マーカー（PSA）採血、直腸診、経直腸超音波検査の3点セットです。

PSAの一般的な基準値は4ng/mL以下で、これを超えると前立腺がんの可能性が高くなり、4～10で25%、10を超えると約50%にがんが見つかるとされます。しかし、PSAの採血で臨床的意義の高い前立腺がんを発見できる感度はおよそ50%であり、微小ながんまでとなると、検出感度は20%程度です。

表5・1　PSA値と前立腺がんの確率
(50～79歳でのデータ)

PSA値（ng/mL）	がんの確率
1～2	～1%
2～3	0.4～1%
3～4	2～4%
4～5	6～9%
5～6	13～17%
6～7	20～29%
7～8	26～42%
8～9	32～51%
9～10	36～58%
10～20	54～65%

Vollmer RT. Am J Clin Pathol 2005; 125: 336-342. を参考に作成

直腸診では、医師が手袋を付けて人差し指に潤滑剤をぬり、直接肛門に挿入して直腸の壁越しに前立腺を表面から触知し、前立腺内にがんによるしこりがないかを調べます。がんがあれば硬く触れます。また経直腸超音波検査では、肛門から棒状の超音波装置を挿入し、前立腺を超音波で調べます。

確定診断には針生検が行われます。前立腺にしこりがある場合は、その部位から生検をします。しかし、しこりがはっきりしない場合は複数箇所から針生検をします。現在は前立腺の12ヵ所から生検するのが標準です。

前立腺がんが周囲の臓器に浸潤していないかは、CTとMRIで調べます。特に転移しやすいのはリンパ節と骨です。リンパ節転移については、骨盤部のCTとMRIで調べます。骨に転移がないかは骨シンチで調べられます。これによって進行度（臨床病期）がわかり、それに応じて治療が決められます。

治療後の再発を早期発見するには、ＰＳＡの血液検査が役立ちます。2～3ヵ月ごとにＰＳＡを測定し、高値になった場合は、どの部位に再発が生じたかを画像診断で調べます。ＰＳＡ値が0.2ng/mL以上高まると再発の疑いありとされます。

再発を調べるための画像診断としては超音波、ＣＴ、ＭＲＩ検査が行われます。また、ＰＳＡが高値でない場合でも再発があり得るため、1年ごとのＣＴ検査と骨シンチ検査を実施するのが一般的です。

（3）悪性度が高い例ではＰＥＴが有効

前立腺がんそのものの診断では、ＰＳＡ採血、直腸診、経直腸超音波検査が行われ、ＰＥＴが用いられることはありません。前立腺がんでは集積が乏しいからです。また、膀胱に接しているために、膀胱内のＦＤＧの高集積が検出の妨げになります。

報告によってかなり差がありますが、集積がみられるのは数％から60％です。高集積になるケースの条件はある程度わかっています。それはグリソンスコアが7以上で、より進行しており、ＰＳＡ値がより高値の症例です。グリソンスコアが7以上では、ＰＥＴの検出率が80％以上になるとされます。逆にいうと、ＰＥＴでわかる前立腺がんは悪性度が高いということになります。

これに対して、グリソンスコアが低いケースでは発育速度が遅く、ＰＥＴでは検出できません。

前立腺がんの治療後には、10年以内に40％のケースでＰＳＡの上昇（0.2ng/mL以上）がみられます。

治療後のＰＳＡ高値例での再発部位検出については、ＰＥＴによる発見率がおよそ10～70％と報告に大きな幅がありますが、これは対象例の違いによると考えられます。やはり、グリソンスコアが高いケースで発見率が上がります。このように、経過の速い進行性の前立腺がんでは、ＰＥＴが役立つでしょう。

なお、他臓器のＰＥＴ検査時に偶然前立腺に集積が発見されることがあります。その頻度は1.8％で、そのうちの20％が前立腺がんであったとされます。ということは、全体でみると前立腺がんの発見率は０・３６％で、およそ３００人に１人の率で発見されたことになります。このことは、特に高齢者では前立腺にも注意してＰＥＴ画像を読影する必要があることを示しています。

16 睾丸腫瘍

(1) 比較的治癒率の高いがん

睾丸《こうがん》腫瘍はまれですが、若年男性では最も頻度の高いがんです。組織学的には、セミノーマ（精上皮腫）とそれ以外の非セミノーマに分けられ、その比率は４対６です。

セミノーマは、治療による治癒率が90％以上という治りやすいがんです。放射線治療と化学療法によく反応するのです。

これに対して、非セミノーマの治癒率はやや劣ります。

(2) 睾丸腫瘍の検査

触診によって睾丸に腫瘤がないかを調べます。超音波検査でも睾丸を調べます。血液検査では、腫瘍マーカー（ＡＦＰ、ｈＣＧ、ＬＤＨ）が高値でないか調べます。

ＣＴ検査、ＭＲＩ検査は、そけい部・後腹膜にリンパ節転移がないか、肺や肝臓に遠隔転移がないかを調べるために実施されます。特にＣＴ検査は、治療後にがんの遺残がないかを調べるために実施される標準的検査です。

(3) セミノーマにはPETが有効

セミノーマにはＦＤＧが高集積するので、ＰＥ

Tを有効利用できます。たとえば、化学療法後に腫瘤が残存している場合、CTでは瘢痕なのかがんの遺残なのか区別が困難です。そのようなケースではPETが特に役立ちます。この場合、PETで異常集積がなければほぼ瘢痕と診断できます。

ただし、瘢痕とがん遺残を100%区別できる訳ではありません。瘢痕でも炎症があれば集積がみられることがあるからです。

セミノーマではPETが役立つので、頻度の低いがんですが取り上げました。ただし非セミノーマでは、一般にFDGが高集積せず、PETを有効利用できません。

17 子宮頸がん

(1) 原因はヒトパピローマウィルス

子宮はヒトの握りこぶしを少し小さくしたサイズで、解剖学的には、体部（受精卵が着床して胎児が育つ部位）と頸部（妊娠期間中に胎児を子宮体部に保持する部位）に分けられます。膣側が頸部でその奥が体部です。

子宮がんは、発生部位によって頸がんと体がんに分けられ、それぞれ発生の原因、細胞の性質、検査法、治療法が異なります。

子宮頸がん、体がん、卵巣がんの発生頻度は、それぞれほぼ同数です。この3つを合計しても乳がんの3分の1程度であり、頻度はそれほど高くありません。しかし、がん対策の面で重要ながんであることは、世界的に共通しています。

PETは子宮頸がんの検査で役に立ちます。その理由は、子宮頸がんの組織型が扁平上皮がん（約80%）、腺がん（約15%）、その他に分けられ、そのうちの扁平上皮がんと腺がんではFDGが高集積するからです。

子宮頸がんは、ヒトパピローマウィルス（HPV：Human Papilloma Virus）の感染が発がんの原因に強く関わっているとされ、ワクチン予防接種の効果が認められています。しかし日本では、１００万回に1回程度に重篤な副作用の可能性が否定できないために、積極的には勧められていません（２０１５年7月現在）。

子宮頸がん検診は、20歳になったら受診が勧められています。

（2）細胞診検査と組織診検査で診断

子宮頸部の病変部から細胞・組織を直接採取し、顕微鏡で調べて診断します。そして、経腟的または体表からの超音波によって、進展、転移の状況を調べます。ＭＲＩでは特に骨盤内の進展を、ＣＴでは遠隔転移を含めて検査します。

子宮頸がんで転移をきたしやすい部位は、特に骨盤内リンパ節、傍大動脈リンパ節（大動脈に沿ってすぐ傍にあるリンパ節）、肺、肝臓、骨です。このうち骨転移は、超音波、ＣＴ、ＭＲＩでは見つけることができませんが、ＰＥＴでは検出できると思います。

（3）PETは治療後の再発診断でも役立つ

子宮頸がんにはＦＤＧが高集積するので、ある程度のサイズになればＰＥＴで識別できます。ただし、膀胱に接しており、膀胱内に溜まったＦＤＧとの重なりで見えづらくなります。

そこで、ＦＤＧ投与後に十分に水を飲み（５００mL程度）、ＰＥＴの検査台にのる直前に排尿して膀胱を空にしておくと、撮影時に膀胱内のＦＤＧが希釈されるので、検出しやすくなります。ただし、腫瘍体積が小さい上皮内がん（上皮内新生物とも呼ばれ、腫瘍が上皮内にとどまっているがん）と微小ながんは、このような工夫をしても検出できません。

ＰＥＴ検査が行われるのは、ある程度進行したがんです。子宮頸がんが進行して、リンパ節や他臓器に転移を起こすことがあります。このような場合は、従来の検査よりも役立ちます。

治療後にがんの遺残や再発がないかを調べるためにもＰＥＴが利用されます。

非手術的治療として、放射線と抗がん剤を併用する放射線化学療法があります。この放射線治療では、重点的な照射範囲を決定するのにＰＥＴ検査の結果が役立ちます。さらにその治療後に治療効果を評価するためにもＰＥＴを利用できます。

治療終了から間もない時期では、特に放射線による二次的変化が影響するので、治療終了から3ヵ月を待って、ＰＥＴで評価するのがよいとされています。

18 子宮体がん

(1) 自覚症状で気づきやすいがん

子宮体部の内腔には子宮内膜があり、子宮体がんはその部位に発生します。生理は、子宮内膜が定期的に脱落して排出されるものです。

子宮体がんの罹患率は、人口10万人当たり17・9人（2010年）です。単純にみると、ほぼ5000人に1人の頻度で発見されていることになります。

子宮体がんの多くは、閉経後にみられます。しかし、閉経前にみられることもあります（5〜30％）。子宮内膜に生じた初期のがん化細胞が生理で脱落せず、残って増大するのかもしれません。閉経前と閉経後のいずれの場合も、自覚症状は不正性器出血であることが共通しています。そして、その多くで治療後の経過は良好です。

子宮頸がん検診は集団検診でも実施されますが、子宮体がん検診は実施されません。理由は、子宮内膜の細胞を適切に採取することが子宮頸がんでの細胞採取よりもむずかしいという、技術的な問題です。また、体がんの多くは自覚症状で早期発見され、治療後の経過もよいので、集団検診が実施されないのだと思われます。

(2) 子宮体がんの検査

子宮体がんでは、内診、経膣超音波検査と子宮内膜の組織検査が行われます。それ以外には、子宮鏡による子宮内腔の直接観察が行われます。

骨盤内での局所進展の評価ではＭＲＩ検査が優れていますが、遠隔臓器の転移診断では腹部超音波検査とＣＴ検査が行われます。

転移が生じる部位は、骨盤内および傍大動脈リンパ節、そけい部、鎖骨上窩リンパ節、そして肺、肝臓、骨などです。また、採血による腫瘍マーカー（ＣＡ１２５）のチェックも行われます。

（3）高集積する体がんの組織型

正確なデータはありませんが、子宮体がんは頸がんに比べてＰＥＴが利用される頻度は少ないように思います。この点は、治癒率が高くてＰＥＴを利用する機会の少ない甲状腺がんに似ています。

しかし、子宮体がんの４分の３を占める類内膜腺がんという組織型では、ＰＥＴで高率に集積がみられます。また、高集積するケースでは、そうでないケースに比べて治療後の経過が不良という研究報告があります。

転移・再発の診断ではＰＥＴを有効利用できると思いますが、そのデータが十分でないことが問題です。なお、類内膜腺がん以外の組織型での集積程度については、十分な症例数での検討がなされていません。

現在は多くのＰＥＴ検査が行われているので、他の臓器のＰＥＴ検査で偶然発見される子宮体がんもあるでしょう。

19　子宮肉腫

（1）子宮筋腫と子宮肉腫

子宮の筋肉は非常に発達していますが、ここには子宮筋腫が発生します。子宮筋腫は高頻度でみられますが、ごくまれに悪性の肉腫がみられることがあります。そして、筋腫（良性）と肉腫（悪性）の区別がなかなかむずかしいという問題があります。

子宮肉腫はきわめてまれで、乳がんの１００分の1以下の頻度です。問題は、子宮筋腫との区別がむずかしいがゆえに、筋腫として治療される場合があることです。

女性の70〜80％には、その生涯に子宮筋腫が発生するとされています。そのうち、筋腫のサイズが大きいとか症状が強いとかで手術になったケースの0.2％に肉腫が見つかっています。筋腫の手術例でみると、500人に1人の割合です。

通常、更年期を過ぎると筋腫のサイズは増大しなくなります。したがって、更年期を過ぎてから新しくできた筋腫や、数ヵ月で倍増する筋腫については、肉腫も考慮しなければなりません。

腹腔鏡手術で大きな筋腫を腹腔内で細切すると肉腫を散布する危険があるために、その対策は重大な関心事になっています。

なお、筋腫自体が肉腫に発展することはありません。

(2) 信頼すべき検査法は未確立

子宮肉腫は、細胞・組織を直接採取して診断が得られることはほとんどなく、画像診断（超音波、CT、MRI）ではなかなか筋腫との区別がつきません。多くの場合、筋腫で手術をして肉腫が見つかるのです。

現状では、治療前に筋腫と肉腫を区別できる信頼すべき検査法がありません。

(3) 子宮肉腫のPET検査

子宮肉腫の診断でPETが役立つかどうかは、肉腫とわかっていてPET検査をした症例数が少ないため、信頼できるデータがありません。数少ない報告と、他臓器の肉腫のデータから、子宮肉腫にはさまざまな程度で集積がみられると予測されます。

問題は、子宮筋腫でも集積がみられるケースがあることです。その頻度については、子宮筋腫の0.5％にみられるという報告や、閉経後では1.2％だが閉経前では10%という報告などがあります。また筋腫では内部に変性がみられることがあり、変性筋腫では3.4%に集積がみられ、高集積になる傾向があると報告されています。

これまでの報告に基づく推測ですが、閉経後に筋腫に高集積がみられた場合は、通常の筋腫、変性筋腫、肉腫の場合があり、集積がなければ肉腫の存在は否定できるのではないかと思います。

20 卵巣がん

(1) 早期発見がむずかしいがん

成人女性の卵巣は、そら豆をふっくらした形状をしており、左右の卵管に接する部位にあります。卵子を成熟させる生殖器官であり、かつ女性ホルモンを分泌する内分泌器官でもあります。生殖年齢を過ぎると、子宮と卵巣は萎縮します。

卵巣がんの90%以上は卵巣自体から発生するものですが、他臓器からの転移で生じる場合もあります。主に子宮体がん、乳がん、胃がん、大腸がんからの転移です。ここでは卵巣自体から発生する卵巣がん（原発性卵巣がん）について説明します。

卵巣がんは、早期発見のむずかしいがんです。骨盤の奥にあって初期には症状が出ず、進行して大きくなった段階で腹痛や下腹部のしこり、膨満感などの症状で発見されるのが一般的です。

罹患数は子宮頸がん、体がんよりやや少なめで、年間1万人に1～2人の頻度です。そのうちの5～10%で発生に遺伝的関与が認められます。特に、遺伝性乳がん・卵巣がん症候群ではＢＲＣＡ遺伝子の変異がみられます。

ＢＲＣＡ遺伝子の変異の頻度は、一般女性で８００人から１０００人に１人です（ただし欧米でのデータ）。そして変異がある場合、乳がんの生涯発生リスクは50～85%、卵巣がんは15～40%とされています。

（2）卵巣がんの一般的な検査

手術前に卵巣がんの診断を確定するのは困難で、摘除された卵巣腫瘍の組織検査によって確定されるのが一般的です。

血液検査による腫瘍マーカーの測定も参考にされます。腫瘍マーカーのＣＡ１２５は、Ⅰ期（がんが卵巣に限局）で50％が陽性になります。しかし、健常人の１％は陽性で、子宮筋腫や骨盤内の炎症でも高値になることがあります。

通常の検査は、経腟超音波、腹部超音波、ＣＴ、ＭＲＩ検査です。

卵巣がんを無症状の初期段階で発見するのはむずかしく、信頼できるスクリーニング法はありません。しかし腹部・経腟超音波検査と、骨盤部のＭＲＩ検査、腫瘍マーカー（ＣＡ１２５）の測定などを組み合わせて早期発見を目指す施設単位の試みがみられます。

（3）ＰＥＴは転移・再発の診断で有用

前項の子宮肉腫ではＰＥＴのデータが少ないと述べましたが、卵巣がんでは数多くの研究報告があり、ＰＥＴはよく利用されています。

卵巣がんのひとつの特徴は、他のどの臓器よりも組織型が多様であることです。専門的になりますが上位のいくつかをあげると、漿液《しょうえき》性腺がんが約40％でトップ、続いて明細胞腺がん、粘液性腺がん、類内膜腺がん、その他の順です。このうち、最も頻度の高い漿液性腺がんではＦＤＧが高集積します。だからＰＥＴが役立つわけです。

しかし、粘液性腺がんは集積度が低いので、がんがあっても写らないことがあります。組織型でＦＤＧの集積程度が異なるために、卵巣がんのすべてでＰＥＴが役立つことにはなりません。また、数多くある組織型のほぼすべてを網羅して集積程度を調べた報告はまだありません。

卵巣がんの多くは、手術で摘除された卵巣腫瘍の組織検査によって確定されると述べましたが、

ＰＥＴは手術前の診断で役立つと思います。一般的に卵巣に腫瘍が認められた場合、その85％は良性とされます。良性腫瘍で高集積になることはまずありません。ですから、高集積がみられた場合には、がんが考えられます。ただし、良性でも低い集積がみられることがあり、がんでも集積がみられないことがあるので、高集積がみられる以外のケースでは、ＰＥＴでの集積の程度で良性・悪性を区別することはできません。

ＰＥＴが威力を発揮するのは、転移がないか、再発がないかの診断です。卵巣がんの特徴は、大網（胃から腸管の前方に垂れている網状の膜）と腹膜が転移の好発部位であることです。従来の検査では、この部位のがんはなかなか発見できませんでしたが、ＰＥＴはこの大網、腹膜の転移を検出できることが大きな特長です。ＰＥＴは卵巣がんの転移・再発診断で広く利用されています。

21 悪性リンパ腫

（1）全身のいたるところに発生し得る肉腫

生体には、リンパ液が流れるリンパ管がネットワークを形成しています（61ページの図3・1参照）。血管に比べると細いので目視することはできません。しかし、ケガなどで炎症が及ぶとリンパ管炎となり、赤く線状に見えることがあります。

このリンパ管網のところどころに、リンパ節と呼ばれるリンパ球が充満した豆粒様の組織があり、リンパ液中の細菌・異物に反応します。正常のリンパ節は1㎝以下の柔らかいものですが、リンパ節炎が起こると腫大します。たとえば風邪、扁桃腺炎、口内炎などによって首のリンパ節炎が起こると、腫れて皮膚の上からグリグリ触れるようになります。

悪性リンパ腫は、これらのリンパ節やリンパ組織から生じたがん（正確には肉腫）であり、リンパ組織のある全身のいたるところに発生します。

なお、脳内にリンパ組織はないのですが、例外的に悪性リンパ腫が発生することがあります。しかしその理由は不明です。

悪性リンパ腫は、全がんの約３％を占めます。大腸がんは全がんの約15％ですから、その５分の１程度なので、それほどまれというわけではありません。

悪性リンパ腫は、ホジキンリンパ腫（約４％で少ない）と非ホジキンリンパ腫（約96％）に大別されます。そして、大多数を占める非ホジキンリンパ腫の組織型が、主要なタイプに限っても30以上と多様であることが特徴です。

また、悪性リンパ腫は臨床経過によって大きく３つのタイプに分類できます。それらは、放置しても進行が年単位と遅い緩慢型（約40％）、月単位で進行する進行型（約50％）、週単位で急速に進行する急速進行型（約５％）です。

（2）画像検査で病期を判断する

体表のリンパ節が腫れた場合は、その部位を超音波で調べます。体表から見えないリンパ節については、ＣＴで頸部から骨盤の広い範囲を撮影して調べます。しかし最終診断を確定できるのは、腫れているリンパ節の一部を取り出して確認する生検です。

前述したように悪性リンパ腫は組織型が多様であり、その組織型は悪性度と相関しているうえに、治療内容を決める最も重要な情報です。組織型は生検によって明らかになります。

診断がついたら、病変の広がりを調べるために、ＣＴ、超音波などによる画像検査が行われ、その病期がⅠ期からⅣ期のどの段階にあるかがわかります。Ⅰ期は１ヵ所のリンパ節群にのみ限局している場合で、Ⅳ期はリンパ節以外の臓器に浸潤があったり、骨髄や血液中に悪性細胞が広がっていたりする場合です。

（3）PET検査を行う3つのケース

悪性リンパ腫ではＰＥＴがおおいに役立ちます。しかし、すべての悪性リンパ腫で役立つかとなると、そうではありません。30を超える悪性リンパ腫の亜型（組織型）のうち、ＦＤＧが高集積するタイプに限りＰＥＴが役立つ、ということです。そして、高集積するタイプはたくさんあります。

たとえば、最も頻度が高くて高悪性度に分類されるびまん性大細胞型Ｂリンパ腫（日本では悪性リンパ腫の約33％）は高集積します。また、低悪性度の濾胞性リンパ腫（7％）、マントル細胞リンパ腫（3％）でも集積がみられます。しかし例外的に、胃ＭＡＬＴリンパ腫をはじめいくつかのタイプでは集積がみられません。

このように大部分のリンパ腫ではＦＤＧが高集積するので、ＰＥＴが役立ちます。ＰＥＴ検査を行う目的は次の3つです。

① 治療前に病変の広がりを調べる（病期診断）
② 再発の診断
③ 化学療法、放射線療法の治療効果の評価

たとえば、びまん性大細胞型Ｂリンパ腫では、①の治療開始前のＰＥＴ検査が必須となっています。

化学療法は大きな進歩を遂げています。そして一部の悪性リンパ腫は、たとえ進行期であっても治癒が期待できます。

化学療法に効果があれば、ＰＥＴで集積が低下ないしは消失します。これにより、効果のない（感受性のない）治療を長期間続けるという無駄を回避できるメリットがあります。

ＰＥＴ検査の時期は、化学療法後は1～2ヵ月おいて、放射線治療後は3ヵ月の期間をおくのがよいとされています。間をおくのは、直近の化学療法、放射線療法の影響が残るためです。

日本では、治療後の効果判定でのＰＥＴの使用はまだ保険適用になっていません。米国の主要がんセンターで組織されているＮＣＣＮ（National Comprehensive Cancer Network）が作成したＮ

ＣＣＮガイドラインには、悪性リンパ腫のタイプによりますが、治療後の効果判定で役立つことが示されています。

ＰＥＴは再発診断でも役立ちます。私たちは、悪性リンパ腫で治療を受けて寛解（活動性の病巣がない状態）とされていた患者さんの再発をＰＥＴ検査で発見し、早期に再発の治療を受けることができたケースを経験しています。

従来の検査ではわからない再発を発見できるので、ＰＥＴで再発なしと診断された場合は安心できます。ただしその安心保証期間がどの程度かは、まだ明らかではありません。

第6章

PET／CTで発見される良性疾患

これまであまり指摘されなかったことですが、PET検査ではがん以外にも注意が必要な良性疾患が数多く発見されます。これはある種の良性腫瘍と活動性の炎症にFDGが高集積するためです。また、最近のPET検査では、多くの場合にPET/CT装置が使用されるので、CT画像でも異常が見つかるためです。

この章ではPET/CTで発見される代表的な疾患について説明します。

1 下垂体腺腫

下垂体腺腫は、脳の中の脳下垂体という部位に発生する良性の脳腫瘍です。中にはホルモンを過剰分泌するタイプがあり、先端巨大症（手足の先や鼻、口唇などが腫大する疾患）、満月様のふっくらした顔貌、多毛、無月経、乳汁分泌などの症状の原因になることがあります。

脳腫瘍はPETではわかりにくいのですが、脳下垂体腺腫はその例外です。

脳下垂体は、脳底部中央にある骨の窪みに脳から下垂して納まっているグリーンピース大の臓器です。小さいですが、生体に重要ないくつかのホルモンの分泌を調整している司令塔です。生理的集積が高い脳本体からわずかに離れ、あたかも小島のように位置しているせいで、この部位の異常集積がPETで識別できるのです（図6・1参照）。

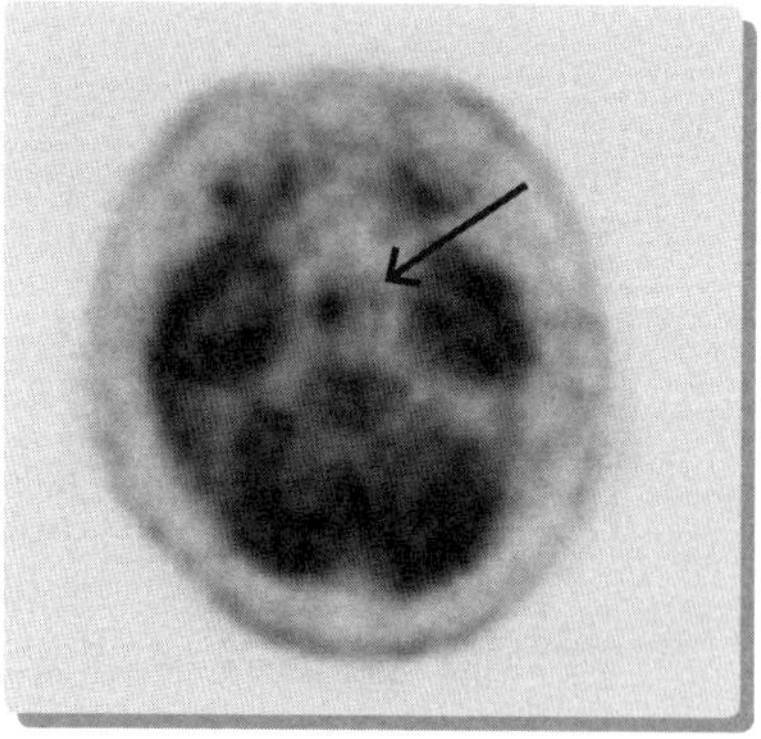

図6・1　脳下垂体の良性腫瘍（下垂体腺腫）

脳下垂体には、腺腫と呼ばれる良性腫瘍がおよそ0.2%の頻度で発見されます。PETでこの腫瘍が指摘された場合は、まず造影MRI検査で確認します。

下垂体腺腫であれば、その中にはホルモンを過剰分泌するタイプが少なからずあるので、血液検査での確認が必要になります。ホルモン検査の範囲は専門家の間でも定まっていません。症状がない場合、多くは放置しても差し支えないと考えられますが、突然頭痛がして視力が低下する症状(下垂体卒中)もまれにあるとされます。

PETで発見される下垂体腺腫の自然経過はまだ明らかではないので、脳外科で経過観察を受けると安心です。

ただし脳下垂体に集積がみられた場合でも、60%はまったく問題のない生理的集積であり、他の40%が腺腫だったという調査結果があります。脳下垂体への集積がすべて異常というわけではありません。

2 副鼻腔炎

解剖学的に副鼻腔は鼻腔の周囲を取り囲む4ヵ所の空洞(前頭洞、し骨洞、上顎《じょうがく》洞、蝶形骨《ちょうけいこつ》洞《どう》)からなります(次ページの図6・2参照)。

副鼻腔炎は頻度の高い疾患で、黄色くて粘り気のある鼻水、後鼻漏《こうびろう》(鼻水がのどに落ちる)、鼻づまり、嗅覚低下、頬の違和感、頭重感などの原因になります。この疾患は、鼻腔との交通に支障が生じた場合、あるいは鼻炎、アレルギー、ポリープなどが関係して発生するとされます。上顎の歯肉・歯根部の炎症が波及して生じる歯性上顎洞炎もあり、その場合は炎症のある側の上顎洞に発生します。

通常、副鼻腔炎の診断では、レントゲン、CT、内視鏡検査が行われます。

PET/CTでは活動性炎症のある副鼻腔炎を検出できるので、CT以上に利用価値があると思

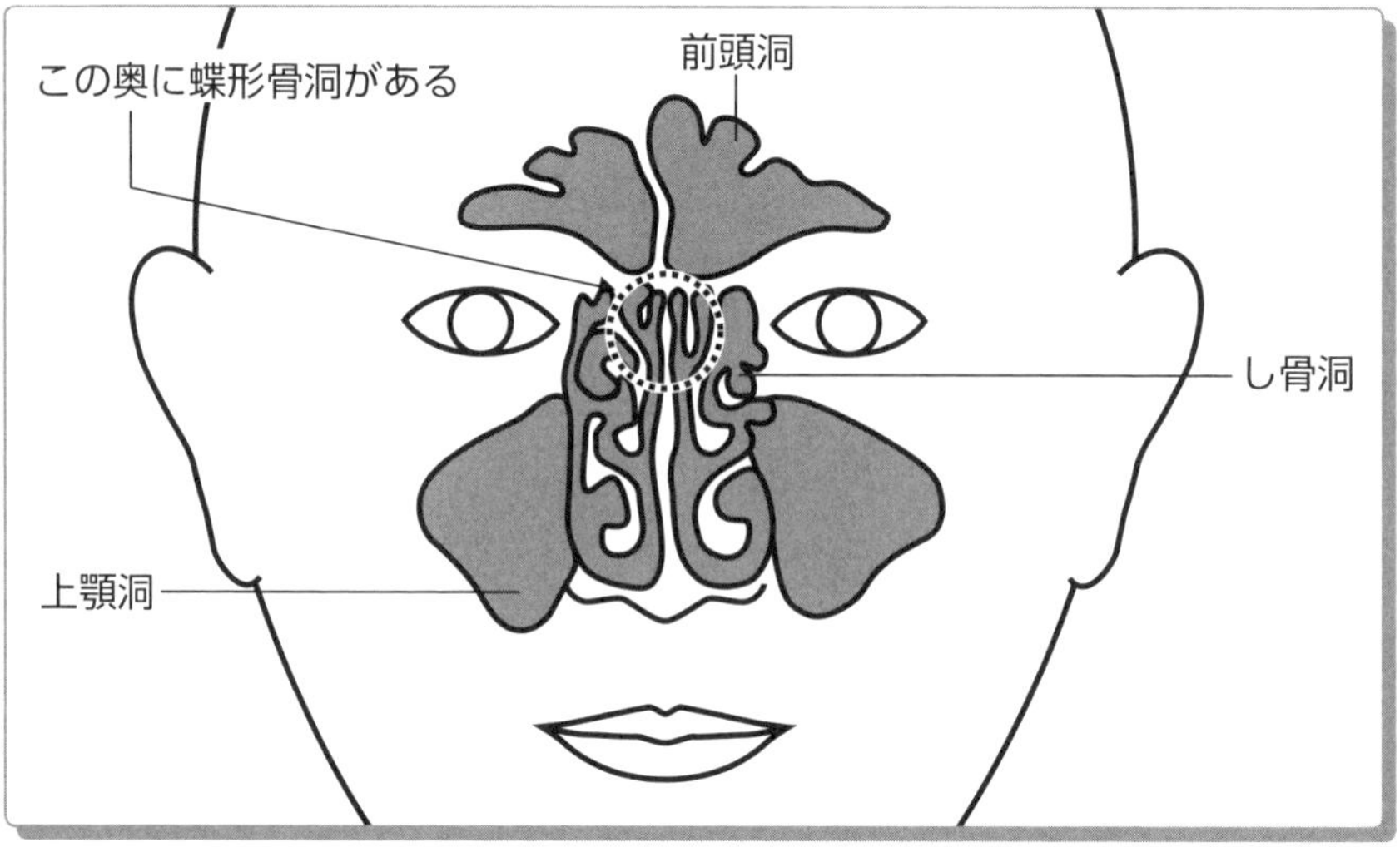

図6・2　副鼻腔の構造

いますが、まだその研究報告はありません。

PET/CTで副鼻腔炎（特に上顎洞炎）が偶然発見されることはよくありますが、半数以上は放置しても差し支えないと思われます。しかし集積が高い場合、あるいは症状がある場合には、耳鼻科受診が勧められます。PET/CT検査で副鼻腔に集積がなければ、副鼻腔炎の心配はないといえます。

3 歯肉部の炎症

図6・3は、PETで小さな炎症巣が発見できることを示す例です。点状集積の部位は上顎です。PET画像で上顎部と下顎部を注意深くみると、歯根部・歯肉部にこのような点状集積が認められることがよくあります。

このような集積は、むし歯や歯周病に起因する歯根部・歯肉部の炎症・膿瘍《のうよう》によると考えられます。点状集積であることが特徴で、腫瘤状・塊状

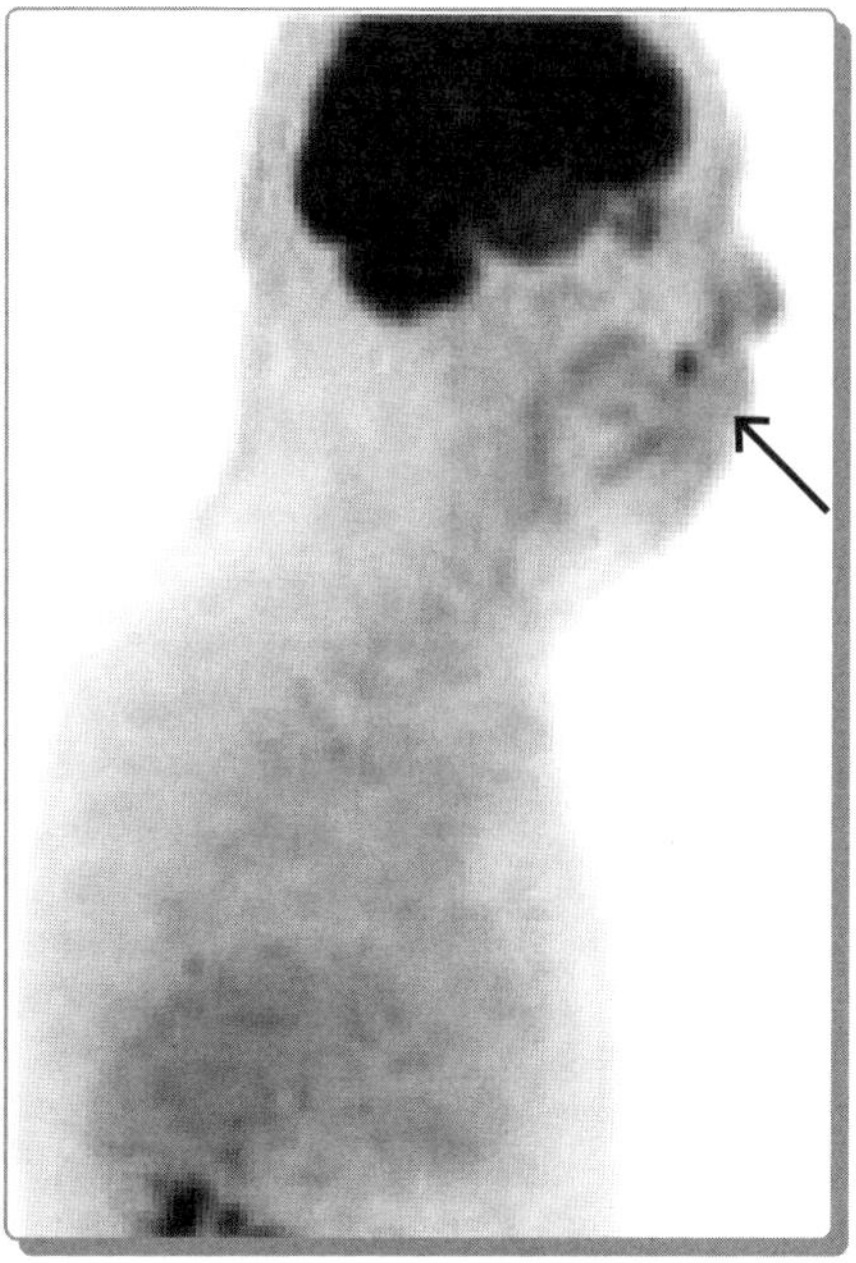

図6・3　歯根部、歯肉部の炎症でみられる点状の集積

ではありません。炎症巣への集積です。持続する疼痛《とうつう》がある場合には、歯科受診が勧められます。

4 慢性甲状腺炎

甲状腺に次ページの図6・4のような高集積がみられることがあります。慢性甲状腺炎（橋本病）です。日本では中年以降の女性の約9%もの頻度です。

多くのケースで甲状腺機能は正常範囲なので、軽度の集積は放置しても差し支えありません。集積が高度の場合は、血液検査で甲状腺機能が低下していないか確認しておくとよいでしょう。

甲状腺機能低下症の症状には、活動性の低下、寒がり、体のむくみ、体重増加、疲労感、脈が遅いなどがあります。この疾患を長く観察してきた開業医師の報告によると、これは自己免疫疾患であり頭痛、眩暈《めまい》などの不定愁訴の原因になるとのことです。

　甲状腺にわずかな集積がみられたケースでは、正常範囲かどうか微妙です。私たちは健常者30人について甲状腺のＦＤＧ集積度の数値（ＳＵＶ値と呼ばれます）を調べたところ、2.2以下だったので、これを判定が微妙な場合の基準として用いています。また、甲状腺に集積がみられた例のうち、血液検査で甲状腺機能低下が認められた頻度はわずか３％で、そのＦＤＧ集積度の数値は４以上でした。これも参考にして判定しています。

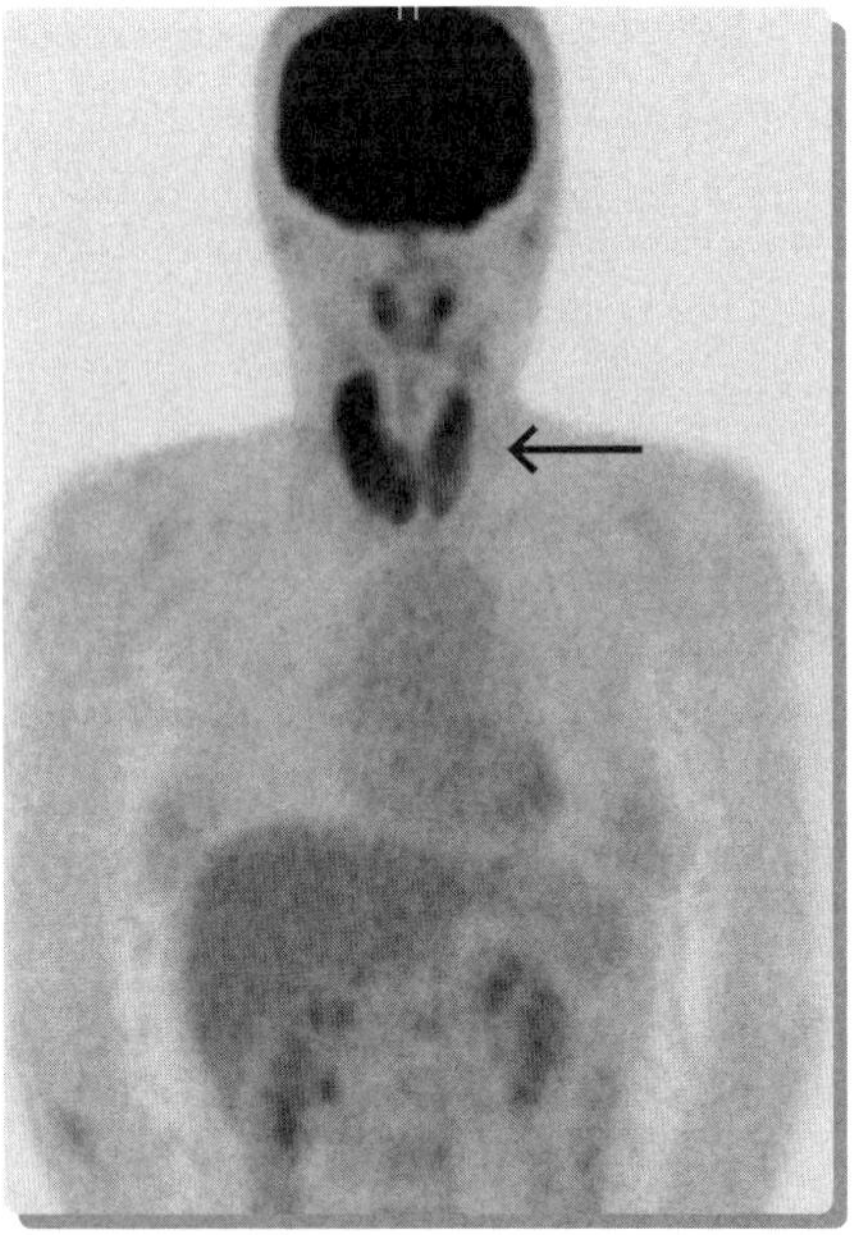

図6・4　慢性甲状腺炎では甲状腺全体に集積がみられる

　このように、ＰＥＴ検査では、慢性甲状腺炎があるかないかが高感度でわかります。

5 五十肩

　図６・５では、右肩関節に弓状の集積がみられます。これは五十肩の所見です。集積程度は症状に相関する印象がありますが、十分に調査された

ものではありません。

　五十肩は、狭義には「加齢で生じ、明らかな原因はなく、疼痛と可動制限のある肩関節炎」と理解してよいでしょう。しかし広義には、肩関節周囲炎と同義に使用されています。これには石灰沈着性腱板炎、腱板断裂、上腕二頭筋長頭炎などと呼ばれる、原因が明らかな肩関節炎も含まれます。

　五十肩は慢性炎症ですが、発症には免疫が関与していると考えられています。炎症細胞の中でもとりわけ免疫担当細胞（マクロファージ）は糖代謝が高く、このことがＰＥＴで高集積になる理由だと考えられます。

6 サルコイドーシス

　次ページの図6・6には、胸部の肺門・縦隔のリンパ節に多発して高集積がみられます。これは慢性の炎症疾患であるサルコイドーシス（肉芽腫

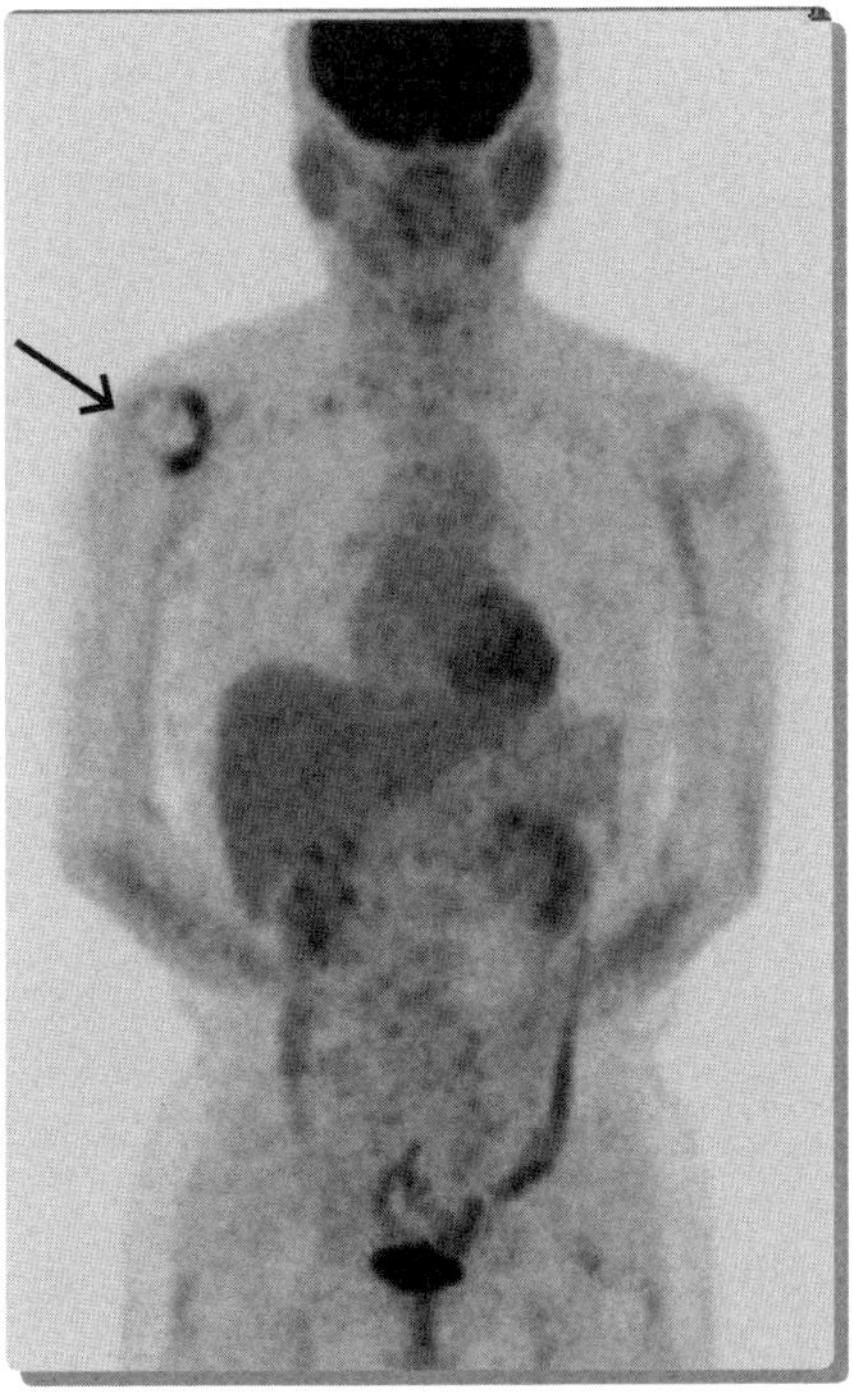

図6・5　五十肩では関節に集積がみられる

性疾患）の典型例です。

サルコイドーシスは、以前は胸部レントゲンで大きく腫れたリンパ節が偶然写っていて発見されたものですが、今ではＰＥＴによって小病巣がより明瞭にわかるようになりました。肺門・縦隔のみに限局する場合は、90％で自然退縮がみられるとされており、通常は症状もありません。

胸部以外にも、皮膚、肝臓、脾臓、後腹膜リンパ節、骨、神経、心臓などに病変がみられることがあります。これらの部位のサルコイドーシスの診断では、ＰＥＴが役立つと考えられます。しかし現在のところＰＥＴが保険適用になっているのは心臓のサルコイドーシスだけです。

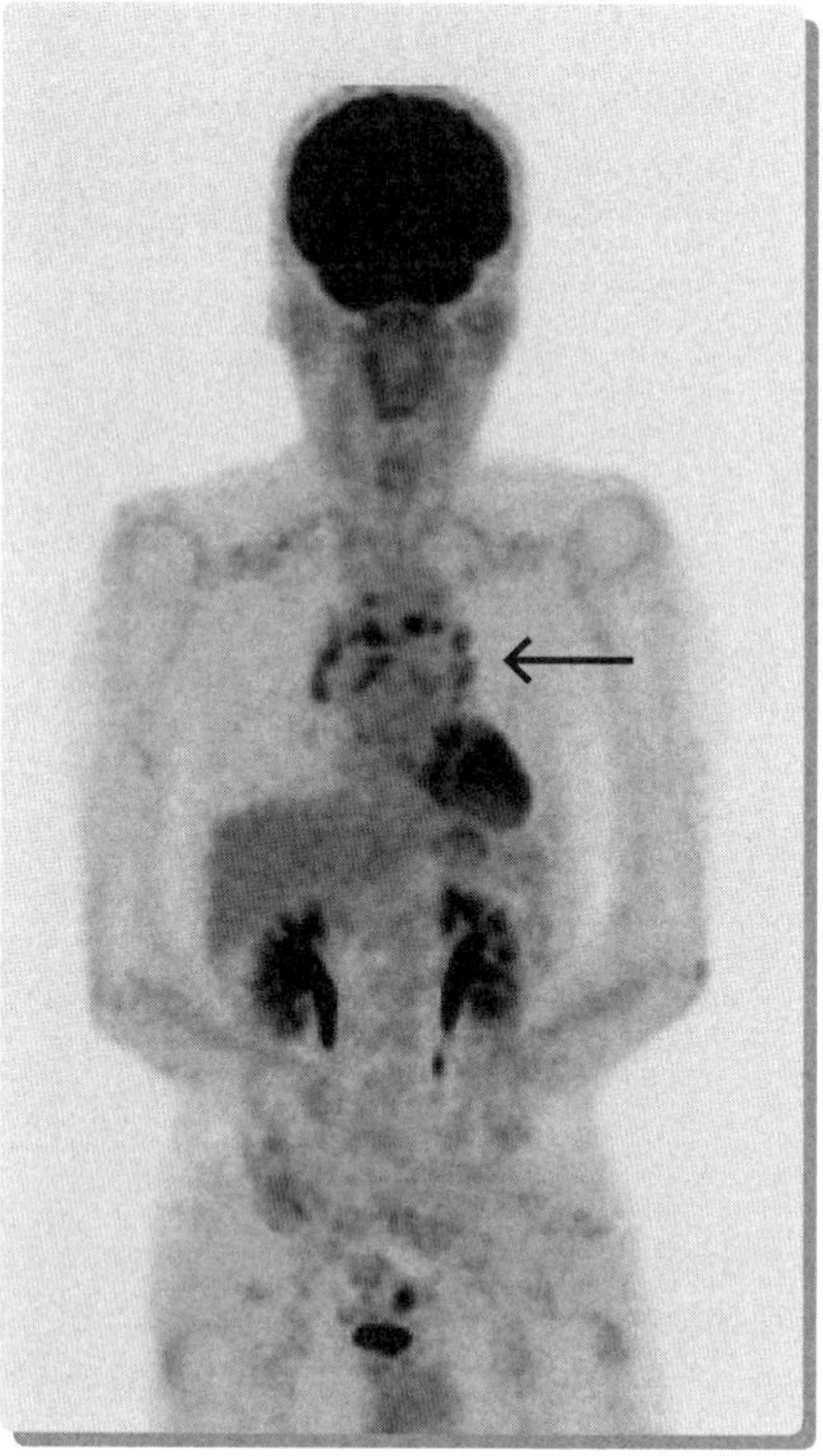
図6・6　胸部のリンパ節に多発の高集積がみられる

7 非結核性抗酸菌症

非結核性抗酸菌症という肺炎が、中年以降の女性にみられることがあります。非結核性抗酸菌は結核菌と同じ抗酸菌群に属しますが、結核菌ではないことが非結核性抗酸菌症という名称の由来です。

この菌は、自然界の土壌、水系にみられる環境生息菌で、通常は気道経由で感染します。しかし結核菌と違い、ヒトからヒトへの伝染はありません。

中年以降の女性に多い理由は不明です。自覚症状はなく、健診で偶然発見されることがあります。進行すると咳、痰、血痰、発熱などが生じます。抗生剤治療が行われますが、軽度ならば無治療で経過観察するケースもあります。

CTでは左右の肺に不整な陰影がみられ、病変の広がりがよくわかります。

PETでは活動性炎症のある部位に一致して高集積がみられるため、活動性か非活動性かの評価でおおいに役立ちます。

非結核性抗酸菌症は、PETが役に立つ呼吸器疾患なので取り上げました。

8 肺結核

肺結核は関心の高い疾患のひとつで、毎年1万人当たり1.8人が罹患しているとされます（2011年度、厚生労働省のホームページより）。その半数以上は70歳以上の高齢者です。また、地域差があって、大都市で罹患率が高いとされます。

咳、痰、微熱が2週間以上続くときは病院を受診し、胸部レントゲン検査で肺に異常陰影がないかみてもらうとよいでしょう。

肺結核もPETでよくわかります。それは活動性炎症にFDGが高集積するからです。実際の肺結核の患者さんにPET検査をして確認した臨床研究があり、活動性炎症の肺とリンパ節病巣が非常によくわかります。

しかし肺結核の診断にPETを使用することはありません。現状では、胸部レントゲン検査とCT検査で事足りているからです。

9 大動脈瘤

すでに述べたように、最近のPET検査では、PET専用装置よりもPET/CT装置が用いられることが多くなりました。PET画像とCT画像が同時に撮影されるので、CT画像で大動脈瘤が発見されることがあります（図6・7参照）。

大動脈の正常径は、胸部で3cm、腹部で2cmですが、その1.5倍を超えて拡張した場合に瘤《りゅう》と呼ばれます。胸部大動脈瘤の頻度（有病率）は低いですが、腹部大動脈瘤の頻度は低くありません。

調べた限りでは日本での大規模な疫学調査はみつからなかったので、参考のために欧米からの報告を紹介します。それによると、腹部大動脈瘤の頻度は年齢とともに上昇し、男性は女性の約4倍です。男性での頻度は、50歳で3%、60歳で6%、70歳で15%、80歳で20%とされます。

大動脈瘤が発見された場合、多くのケースでは血圧が上がらないように心掛けながら、経過観察となります。しかし、腹部大動脈瘤では5cm、胸部大動脈瘤では6cmになると手術治療も考慮しなければなりません。

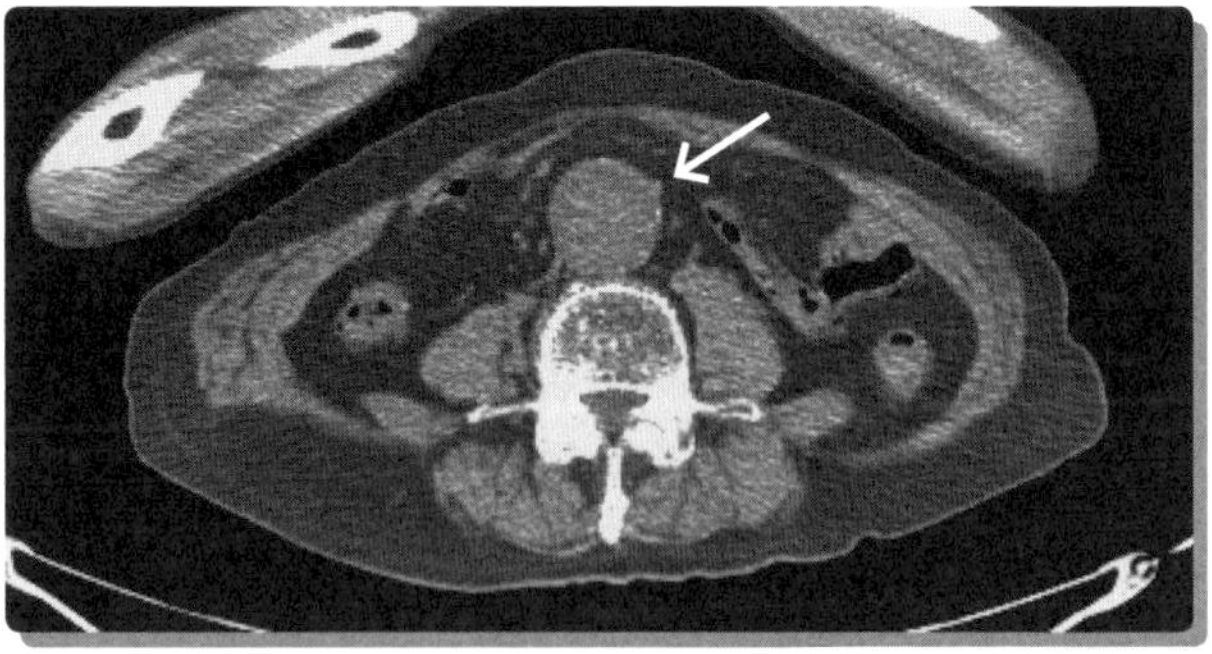

図6・7　CT画像で腹部大動脈瘤の拡張がみられる

10 大血管（動脈）のプラーク

動脈硬化では、血管内膜に粥《じゅく》状隆起（プラーク）が形成されます。プラークは血管の狭窄《きょうさく》・閉塞、血栓塞栓の原因になります。問題なのは、炎症を伴った脆弱で不安定なプラークです。このようなプラークが破綻すると、その末梢側で血栓が形成されることになります。

この不安定プラークにはＦＤＧが集積するので、ＰＥＴで検出できます。動脈硬化のある動脈壁にＦＤＧの集積がみられる場合は、不安定プラークが考えられます。

ある研究では、頸動脈の超音波検査で動脈硬化が認められた場合、その30％近くはＰＥＴで炎症がみられたとしています。頸動脈の不安定プラークは脳血栓のリスクになるので、注意が必要です。

ＰＥＴ画像を評価する際には、大動脈、頸動脈、下肢の大血管の血管壁にプラークの所見がないか、小さな集積も見逃さないように心掛けます。ただし、ＰＥＴで血管に集積がみられた場合のすべてがプラークによるものという訳ではありません。動脈炎の場合もあるのです。

11 心房細動

心臓には右の心房・心室と左の心房・心室の４つの内腔があります。このうち、血液を大動脈に送り出す左心室壁の心筋が最も発達しています。ＰＥＴでの心筋集積といえば、この左心室壁の集積のことです。

ところが、まれに右心房壁に集積がみられることがあります（次ページの図6・8参照）。このような場合は、心房細動という不整脈があると考えてまず間違いありません。興味ある所見ですが、これで心房細動のすべてがわかる訳ではありません。その理由は、心筋自体が脳のように24時間３６５日、ブドウ糖のみを唯一の栄養源としている

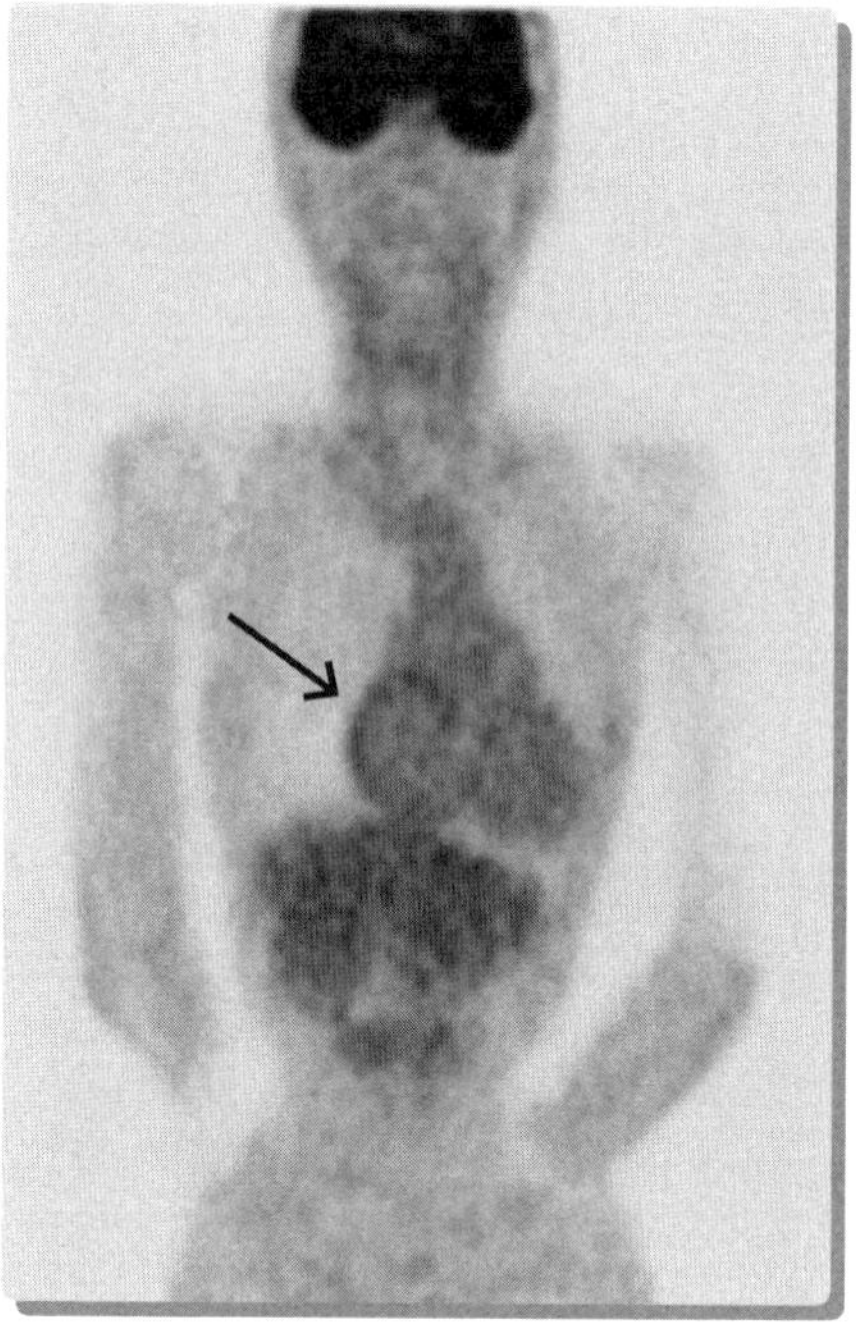

図6・8　右心房に集積がみられる

のではないからです。心筋はエネルギー源としてブドウ糖と遊離脂肪酸を利用しているのです。

　ＰＥＴ検査時にブドウ糖の利用率が低いと、心房細動があっても集積はみられません。心房細動での右心房壁の集積は興味ある現象ですが、そのメカニズムはわかっていません。

　健診受診者の心電図を調査した研究によると、心房細動の日本での有病率は、40歳以上で1.6％の頻度です。加齢とともに増加するのですが、70歳では男性3.4％、女性1％です。

　ＰＥＴ検査でたまたま心房細動が発見された場合は、心房細動が脳梗塞（血栓塞栓症）の原因になることもまれにあるので、専門医の受診が勧められます。

12 脂肪肝

脂肪肝とは、肝細胞内に過剰の脂肪（中性脂肪）が蓄積される状態です。厳密な定義は、肝重量の5～10％以上の脂肪が蓄積した状態とされます（国際基準）。

肝臓に脂肪が蓄積すると、CT画像で肝臓の濃度が低下するので、PET/CT検査でわかります。各臓器のX線透過度はCT値で示されますが、健常者では肝臓のCT値はおよそ60です。そして、脂肪の蓄積によって肝臓のCT値が低下して40以下の場合には、CT画像上は脂肪肝の診断になります。明らかな脂肪肝はCT画像で指摘できるのです。

13 胆石

胆嚢結石症（胆石）は比較的ポピュラーな疾患です。1988年という古い調査ですが、日本での胆石の頻度（有病率）は、若年者を含めた全体で3％、70歳を超えると11％です。この頻度は欧米に比べると低く、欧米では若年者を含めた全体の頻度が10数％と報告されています（1999年の報告）。

胆石の診断では超音波検査が一番ですが、PET/CT検査でも見つかる場合があります。CTで検出できるのは主に石灰化のある胆石で、胆石の75～80％を検出できます。CTで発見される胆石のほとんどが石灰化しているために、内服薬による溶解療法の適用にはなりません。

偶然発見された無症状の胆石の自然経過では、およそ20％のケースで10～15年の間に症状が出現するとされています。そして、一度症状の出現があると、再発する頻度は高いとされます。その場合には、経過によっては手術を考慮することになります。

胆石の治療では、腹腔鏡による胆嚢摘出術が行われます。無症状の胆石は、何か特別な理由がないかぎり予防的手術は勧められません。

14 尿路結石

尿路結石は腎臓、尿管、膀胱にみられますが、そのほとんどがCTでわかります（感度95～100％）。尿路結石の中では、腎結石が大部分を占めます。米国での調査ですが、その腎結石症の頻度（有病率）は8.8％、つまり11人に1人と比較的ポピュラーです。

ただしこれは、腎結石の既往があるかを訊ねたアンケート調査の結果であり、無症状の小さな腎結石の頻度はもっと高くなります。この無症状の小結石もCTで検出できます。

CTで発見された腎結石が5㎜以上の場合は泌尿器科受診が勧められますが、10㎜に満たない場合は経過観察になるのが一般的です。

小結石が発見された場合は、飲水量を増やして排石を心掛けるのがよいとされます。5㎜以上の尿路結石がCTで発見される頻度についての調査報告は、私が調べた限りでは見つかりませんでした。

15 骨折

骨折部位にFDGの集積がみられることはよく知られています。打撲による肋骨の骨折、心臓手術での胸骨切開創、骨盤骨で自家骨髄移植の骨採取部などに集積するのです。特に骨折後の間もない時期には高集積となります。

この種の集積は通常3ヵ月以内に消失するとされますが、感染・炎症が長引くと持続します。メカニズムとしては、創傷治癒過程での局所炎症細胞へのFDGの取り込みが考えられています。

骨転移との鑑別が問題になりますが、転移巣では集積が塊状で、かつまた複数の場合が多く、CTで骨自体の変化（溶骨、造骨）がみられることに注意します。

なお、骨粗しょう症による脊椎の圧迫骨折では、高集積にならないとされます。これが通常の骨折とは治癒の過程が異なるためなのか、理由はわかっていません。

16 大腸ポリープ

ポリープとは組織が一部突出・隆起したものの総称です。大腸ポリープにはいくつかの組織タイプがあります。その代表は腺腫と呼ばれるポリープです。良性ですが、がん化する可能性があります。大腸がんの多くが腺腫から発生するとされ、大腸腺腫の発見・切除は大腸がんの予防に有効なことが証明されています。小さな段階ならば内視鏡で切除できます。

この腺腫にＦＤＧが高集積するので、他部位のＰＥＴ検査で偶然発見されることがあります（図６・９参照）。一定のサイズを超えると、高集積として識別されます。しかし１㎝に満たない小ポリープは、腫瘍体積が少ないので検出感度以下となります。私たちの経験では、13㎜以上で90％の検出率でした。

腺腫は前がん病変として摘除の対象になるので、大腸内視鏡検査での確認が必要となります。ＰＥ

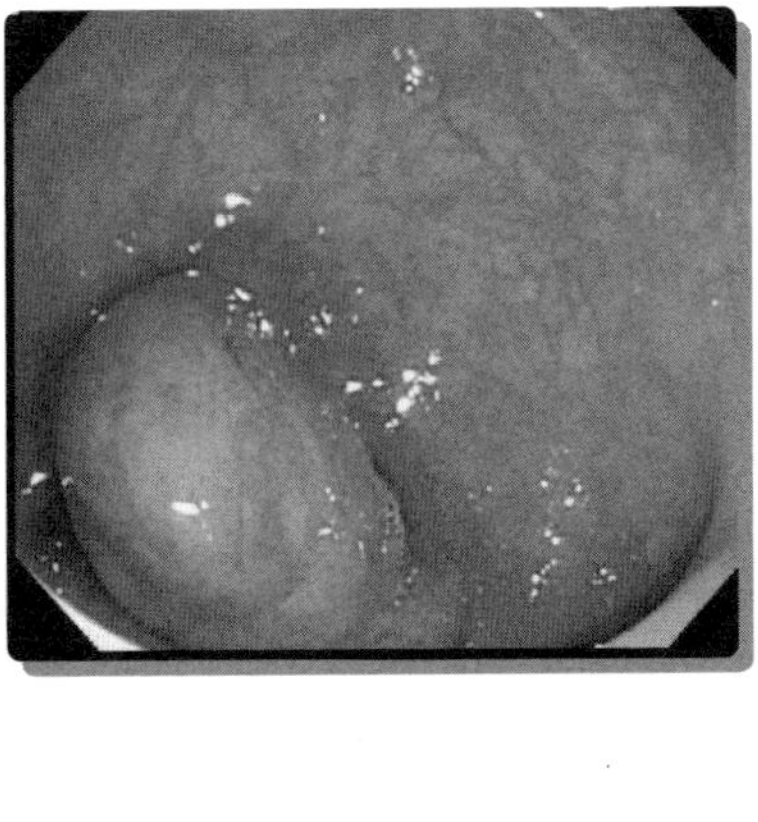

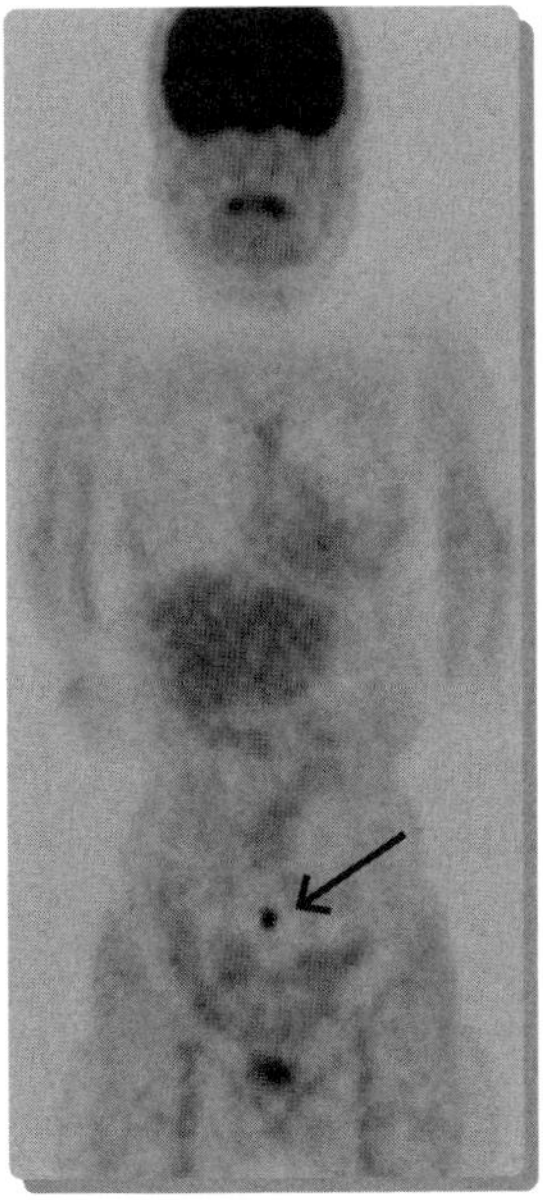

図6・9　大腸ポリープは1cmを超えるサイズになると発見されやすくなる（右図は大腸内視鏡の画像）

Tでの集積程度から、腺腫とがんを区別することはできません。サイズが小さければ腺腫を疑うことになります。

PETでポリープとがんを検出できるということは、大腸がん検診としての効果が期待できます。内視鏡のように数ミリのポリープを検出・摘除できる訳ではありませんが、下剤による前処置の必要がなく、また負担の少ない検査という利点があります。

17 潰瘍性大腸炎

潰瘍性大腸炎は原因不明の大腸炎で、以前は欧米で多く、日本では少ない疾患でした。しかし現在は増加傾向にあります。2013年の時点で、人口1万人当たりおよそ12人の患者数です。

主に内科治療が行われますが、寛解（軽快）と再燃を繰り返し、慢性に経過する場合が多く、診断では主として大腸内視鏡検査が施行されます。

この潰瘍性大腸炎では、活動性の炎症があればその部位にFDGが高集積します。これは活動性の評価で役立ち、特に寛解状態の確認ができると思います。私は、内視鏡検査で活動性炎症が明瞭でないケースでFDGが高集積した例を経験したことがあります。

なお、潰瘍性大腸炎でPETは保険適用にはなっていません。

1章で述べたように、大腸には生理的集積がみられます。そして、PET画像のみからは生理的集積と活動性炎症の区別が困難なケースがあります。潰瘍性大腸炎などの大腸の炎症性疾患の治療歴がある場合には、問診の際に伝えておくとよいでしょう。

18 慢性関節リウマチ

慢性関節リウマチで活動性炎症のある関節には、集積がみられます（図6・10参照）。これは、罹患関節に浸潤する炎症細胞にＦＤＧが取り込まれることが大きな要因だと考えられます。

ＰＥＴでは体の広い範囲を調べることができ、無症状の関節炎が描出されることもあります。治療が奏効すると集積は低下・消失するので、ＦＤＧの集積度は活動性と相関する可能性が高いと思います。実際に罹患関節の部位と活動性の評価で活用できるという研究報告もありますが、慢性関節リウマチの診断、活動性評価でＰＥＴを適用する根拠は十分でないとされています。

手首と好発部位の手指関節にも集積がみられています。海外のデータですが、慢性関節リウマチの有病率は0.5～1％です。

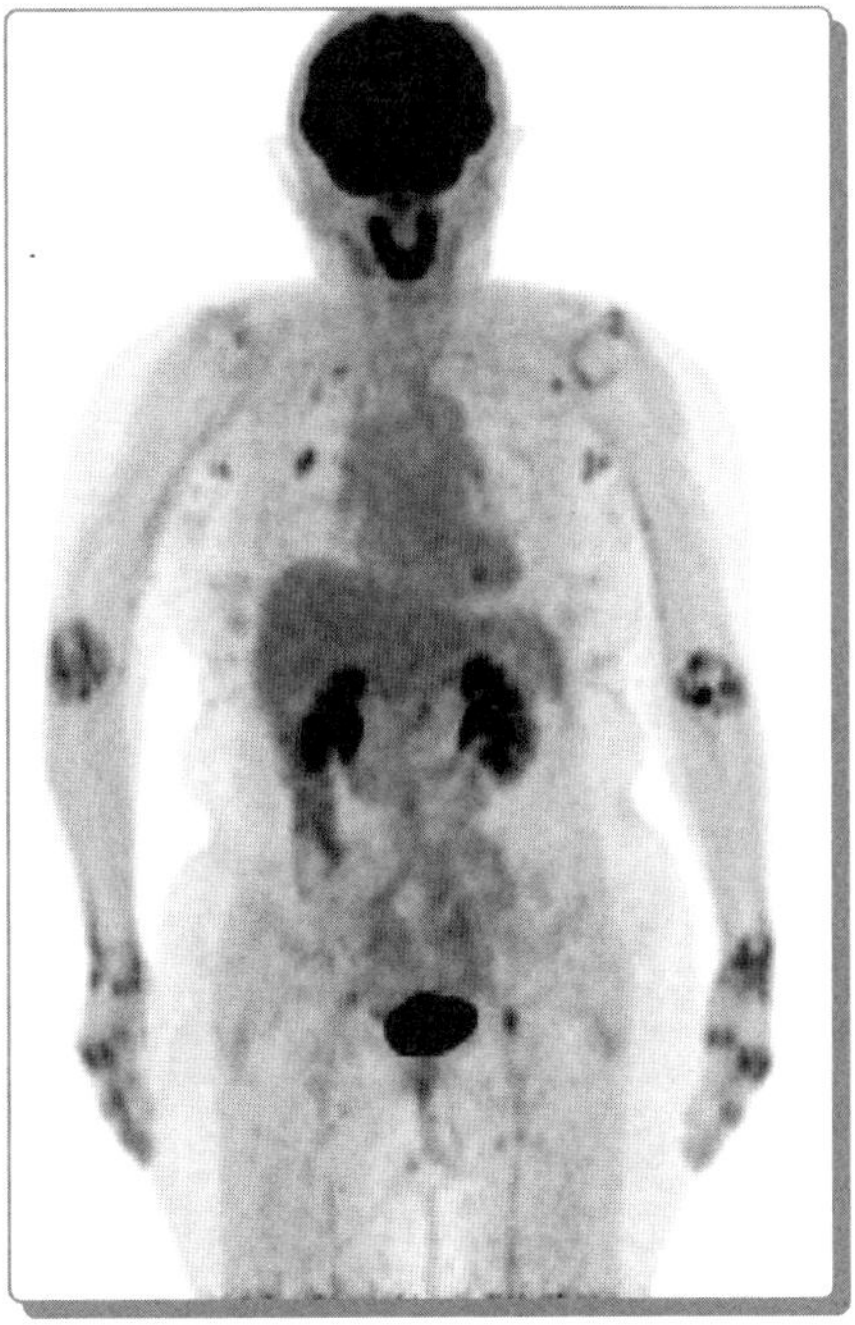

図6・10　活動性の関節炎には高集積がみられる

著者略歴

安田　聖栄（やすだ　せいえい）

1950年生まれ、山口県萩市出身。東海大学医学部消化器外科教授、同附属病院副院長。医学博士。大阪大学医学部を卒業後、消化器外科医としてがんの診断・治療に従事してきた。日本外科学会、消化器外科学会、大腸肛門病学会の指導医、専門医。1993年にPETによる腫瘍診断の研究で、米国The University of Tennessee Medical Center等に3ヵ月間滞在。その後1999年まで山中湖クリニック（山梨県）腫瘍部長、2005年より四谷メディカルキューブ（東京）副院長として、PETの読影に携わってきた。著書に『最新のがん検診がわかる本』（法研）、『一般診療医のためのPET画像の見かた』（金原出版）、『エッセンシャル医療安全』（金原出版）がある。

がんのPET検査がわかる本

平成27年11月20日　第1刷発行

著　　者　安田聖栄
発 行 者　東島俊一
発 行 所　株式会社 法研
　　　　　東京都中央区銀座1–10–1（〒104–8104）
　　　　　販売 03(3562)7671／編集 03(3562)7674
　　　　　http://www.sociohealth.co.jp
印刷・製本　研友社印刷株式会社　0123

ISBN 978-4-86513-269-4　定価はカバーに表示してあります。